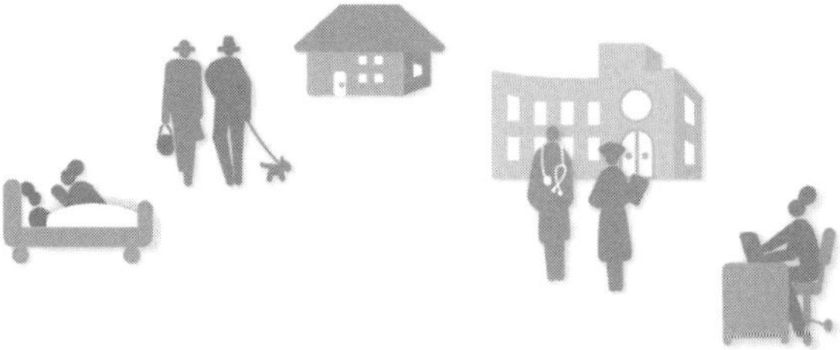

地域医療の未来

地域包括ケアシステムと総合診療医の役割

公益財団法人
医療科学研究所 監修

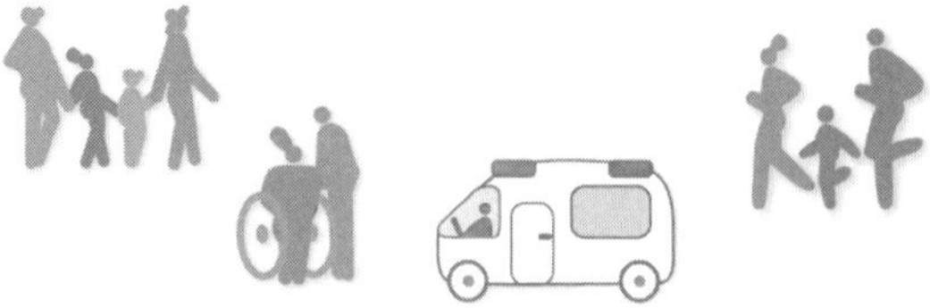

法研

「医研シリーズ 2」発刊にあたって

公益財団法人医療科学研究所は、1990年の設立以来、機関誌『医療と社会』を年4回発行しています。各年度の最初の号に特集を設け、時宜に適したテーマについて各界の著名な先生方に執筆していただいています。この機関誌は、一部の大学や研究所に送付しており、また、当研究所のホームページからも特集の内容を読んでいただくことができます。

しかしながら、折角の特集も、配布先等の関係から多く学者・研究者あるいは関係する分野の方々の人の目に触れる機会が少なく、またホームページへのアクセス数も限られており、かねてから改善を図りたいと考えていました。

そこで、この毎年度の特集を多くの人に活用していただけるよう、読みやすい書籍「医研シリーズ」として発刊することといたしました。

昨年（2018年）、第1号『徹底研究「治験」と「臨床」』を出版しました。この度の出版がシリーズの第2号で、テーマは『地域医療の未来―地域包括ケアシステムと総合診療医の役割―』です。

介護保険制度は、1997年12月に介護保険法が成立し、2年余りの準備を経て2000年4月から施行されました。特に在宅での介護サービスが実施されていく過程で、医療と介護の連携だけでは要介護の高齢者を支え切れず、生活支援も必要であることが明らかになってきました。そこで、実態把握や調査研究をふまえ、地域包括ケアシステムという考え方・政策パッケージが提案されました。医療、介護、予防、住まい、生活支援を包括的に確保し、本人の意思・選択や家族の心構えを尊重しながら、多職種連携で在宅の要介護高齢者に総合的な支援を行うというものです。地域包括ケアシステムの中身はさらに広がりを見せており、この考え方は子供の支援等も含め地域のプラットフォームとなりうる可能性を示しています。

要介護高齢者に対する地域包括ケアが機能していくためには、医療関係者、介護関係者、行政関係者、その他多くの関係者の連携と協働が必要であり、とりわけ医師の果たす役割には大きなものがあります。医師として診るべき内容が多岐にわたるため、新たに専門医と位置付けられた「総合診療専門医」の果たす役割に大きな期待が寄せられています。詳しくは、前野哲博教授（筑波大学医学医療系地域医療教育学 筑波大学付属病院総合診療科）にご執筆いただいた序文に本書の体系的説明がありますので、それによって本書の狙いをご理解いただきたいと思います。医療関係者だけでなく、地域包括ケアにかかわる多くの関係の方々に参考となり活用されることを期待しています。

なお、医療科学研究所では、2015年に『人生の最終章を考える―その人らしく生き抜くための提言―』を出版しています。学者、実践者、マスコミの方々に執筆していただいていて、多角的な内容となっています。本書と併せて、手に取っていただければ幸いです。

医療科学研究所としては、今後もホットな課題に焦点を当てて特集を組み、このシリーズを充実させていきたいと考えております。

最後に、公益財団法人医療科学研究所の説明をします。

医療科学研究所は、1990年、故森亘先生（元東京大学総長、元日本医学会会長）を理事長として設立された研究法人です。森理事長は設立時に「医療科学研究所は、医療と経済の調和、需給の長期的安定のみならず、広く新しい時代の医療を社会の合意の下に模索すべく、英知を結集し、考察を進める場としての役割を担う」と述べています。具体的な事業としては、医療および医薬品に関する経済学的調査研究、医療とその関連諸科学の学際的調査研究、研究の助成、成果の刊行、講演会・シンポジウム等の開催などを行っています。医療科学研究所のホームページ（http://www.iken.org）をご参照ください。

令和元年12月吉日

公益財団法人医療科学研究所

理事長　江利川 毅

目次

序　文

前野 哲博
筑波大学医学医療系地域医療教育学
筑波大学附属病院総合診療科

急速に少子高齢化が進む我が国において，将来にわたり地域で安心して暮らすことのできる医療制度を守るために，地域包括ケアシステムを広く推進していくことは極めて重要である。しかしながら，その導入は必ずしも円滑に進んでいるとは言えない。その背景として，医師の業務が，医療機関内で行われる身体的問題に対する診断・治療にウエイトが置かれており，「病院完結型医療」から「地域完結型医療」へのパラダイムシフトが十分に行えていないことも理由の一つとなっている。

地域包括ケアシステムの実践には，医学的な側面だけではなく，住民の「暮らし」にも焦点を当て，介護職や行政職などを含めた緊密な多職種連携のもとで，予防を含む全般的な健康問題に向き合っていく必要がある。その一方で，これまでの医師養成システムは，ともすれば内科，外科，産婦人科などの診療科単位，あるいは循環器，消化器といった臓器単位で構成され，教育の場も特定機能病院である大学病院や大規模病院において，急性期医療を中心に行われることが多い。そのため，地域包括ケアシステム全体を俯瞰して，幅広く包括的なアプローチができる医師を育てる体制は十分とは言えないのが実情である。

その解決に向けて，活躍が期待されているのが総合診療医である。臓器専門医が特定の領域の診断・治療について高度なスキルを修得することを目標にしているのに対して，総合診療医は，個人・家族・社会の抱えるさまざまな健康問題に対して，周囲と協調しながら包括的・継続的に向き合うことを目標としており，地域包括ケアシステム導入のキープレイヤーになり得る存在である。2018年度からスタートした新しい専門医制度でも，その基本骨格を示した厚生労働省の「専門医の在り方に関する検討会報告書」（厚生労働省，2013）において，総合診療専門医は，「地域によって異なるニーズに的確に対応できる『地域を診る医師』としての視点も重要であり，他の領域別専門医や他職種と連携して，多様な医療サービスを包括的かつ柔軟に提供することが期待される」存在として位置付けられ，19ある基本領域専門医の一つとして新設された。

総合診療医の増加は，現在大きな社会問題になっている医師の偏在についても改善が期待されている。いわゆる臓器別専門医にとって専門性を発揮できるのは，当該領域の症例が十分確保でき，専門性の高い検査・治療手技を行うための医療機器の揃った施設であり，少なくとも若手医師は，都市部の大病院に集まりやすい。一方で，総合診療医は全年齢にわたる未分化な健康問題を幅広く取り扱い，家族やコミュニティを含めて包括的に診ることを主たる業務にしているので，町村部・へき地の方が，医療が専門分化しておらず，住民との距離が近く，慢性期を含めて継続的なケアを提供しやすいため，より専門性を発揮できる場面が多い。つまり，医師を町村部・へき地に配置するのは，臓器別専門医のニーズから見れば，船が流れに逆らって川を遡るような困難を伴う。一方，総合診療医にとっては，船が流れに沿って川を下るようなもので，ごく自然で抵抗も少ない。地域医療における人材確保については，一定期間地域医療に従事することを条件に返還を免除する奨学金を貸与する地域枠制度など，どちらかと言えば強制力を持って配置を促す議論に傾きがちである。これは，イソップ寓話の「北風と太陽」で言うところの「北風」に当たる。一方で，総合診療医の養成確保に焦点を当てることで，地域医療に関する高いモチベーションと能力を持つ医師が集まる流れを作ることは，いわば「太陽」に当たる施策であり，持続可能性のある地域医療を実現するために，極めて合理的かつ有効な方法となり得る。

　このように，社会的に注目を集めつつある総合診療医であるにもかかわらず，歴史が浅いこともあり，十分に浸透しているとは言えない。実際，住民を対象としたインターネット調査では，総合診療医の存在を知っていると回答した対象者は17.2％にとどまり（前野，2017），新専門医制度の第１期生に当たる2018年度で総合診療領域を選択した専攻医は184名で，全体のわずか2.2％にとどまっている（厚生労働省，

2018)。その原因として，臓器別専門医と異なり，総合診療医の位置付けや活動の実際がわかりにくいこと，その存在が地域医療に与えるインパクトや将来性などが十分に知られていないことなどが挙げられる。

そこで，今回の特集では，総合診療医が地域医療に関わることで，効果的な地域包括ケアシステムの構築に成功した事例を取り上げ，それぞれの取り組みにおいて中心的な役割を担ってきた方々にお願いして，総合診療医の存在や専門性について実例を示して記述していただいた。また，導入のプロセスや実際の成果を提示していただき，そのうえで他の地域での導入の可能性，今後の発展性等について論じていただいた。

総合診療医が地域医療に関わることにより，医療が充実するだけではなく，経営的にも大きなメリットをもたらす。中川論文では，過疎地域である北海道寿《すっ》都《つ》町《ちょう》において，医師確保ができず，大幅な赤字に苦しんでいた公立病院の運営を家庭医（総合診療医）のグループが引き受けて，有床診療所として医療を立て直し，地域の住民，行政や他の職種に働きかけて，住民の健康と安心を守りつつ，医療費の大幅な削減に成功した事例を示していただいた。

離島医療は，最も総合診療医のスキルが求められる医療である。沖縄県では，戦後，アメリカ統治下の厳しい医療事情の中で，離島の多い地域の医療を支える拠点病院としてスタートした沖縄県立中部病院を中心に，先進的な教育システムを作り上げ，代診や遠隔医療などの支援体制を充実させることで人材の養成確保を図り，離島という特殊環境下において，途切れることなく島民の医療を守り，地域包括ケアを実践している。本村論文では，その事例を詳しく紹介していただいた。

総合診療が求められるのは，へき地・離島だけではない。大島論文では，医療機関が林立する都市部である大阪市において，地域に求められるサブアキュート，ポストアキュート機能を果たすとともに，せん妄の予防，ポリファーマシーへの介入，ACP（Advance Care Planning），健康教室の実施など，地域のニーズを踏まえた医療の効率化，地域の健康づくりに取り組んでいる事例を紹介していただいた。

福島県では，大学と行政が連携して診療・教育拠点のネットワークを形成して，専門的なトレーニングを受けた家庭医（総合診療医）を派遣することで，災害時を含めて継続的に地域住民の健康に責任を持つ制度を整備している。北村論文では，その詳細を提示していただくとともに，プライマリ・ヘルスケアを担う人材を養成する卒前卒後一貫教育プログラムについて，国際交流の事例も含めて紹介していただいた。

中山間地域であっても，総合診療医の教育体制を整えることで，医師が集まる拠点となり得る。松下（明）論文では，岡山県の中山間地域に位置する診療所において，20名以上の専門医を全国に輩出するなど，全国有数の教育拠点を形成して地域医療に大きく貢献するとともに，プライマリ・ケアで活躍できる看護師や薬剤師の養成プログラムの開発や実施を通して，地域包括ケアを担う他職種の養成にも積極的に取り組んでいる事例を紹介していただいた。

医師不足地域の自治体が，大学と連携して総合診療の教育拠点の整備を図ることで，医師数の増加と在宅医療を含む地域医療の向上を実現するとともに，多職種の教育や連携，ヘルスプロモーション活動を通して，街づくり，人材養成にも貢献している事例として，横谷論文では，人口当たりの医師数が全国の３分の１である顕著な医師不足地域である茨城県北茨城市における取り組みを紹介していただいた。

洪論文では，三重県の過疎化と高齢化が進む中山間地域にある中小病院において，大学の支援の下,「ミニ総合病院」から，家庭医（総合診療医）の単科病院として，医師は家庭医のみで構成する体制に変更した結果，多職種連携が進み，地域包括ケアが活発になり，地域医療の向上につながった事例について紹介していただいた。

総合診療医の活躍の場は，医療機関内にとどまらず，地域にも広がっている。井階論文では，医療崩壊の危機を迎えていた福井県高浜町において，地域医療のために住民の立場で考えて実行する有志団体「たかはま地域医療サポーターの会」や健康市井会議「健高カフェ」を立ち上げるなど，総合診療医が住民に働きかけて，住民－行政－医療のコラボレーションを促進し，地域包括ケアシステムの構築を実現した事例を紹介していただいた。

総合診療医は，タスクシフティングにおいても主導的な役割を果たし得る。松下（綾）論文では，薬剤師が，総合診療医との連携の下で，医師向けの臨床推論，行動変容，コミュニケーション技法などの教育プログラムを薬剤師向けにアレンジして，地域包括ケアにおいて，医薬品に限らず，健康問題全般において健康サポート機能を発揮できる「かかりつけ薬剤師」の養成に取り組んでいる事例を紹介していただいた。

以上，各論文の概要について紹介した。ぜひ本特集を通して，総合診療医の存在や活動内容について広く知っていただくとともに，地域医療に与えるインパクトや将来性などについて理解を深めていただければ幸いである。

参考文献

厚生労働省（2013）「専門医の在り方に関する検討会　報告書」＜ https://www.mhlw. go.jp/stf/shingi/2r985200000300ju.html ＞ 2019 年 2 月 1 日アクセス

厚生労働省（2018）「第 7 回今後の医師養成の在り方と地域医療に関する検討会資料　専攻医の採用状況について」＜ https://www.mhlw.go.jp/file/05-Shingikai-10801000-Iseikyoku-Soumuka/0000199728.pdf ＞ 2019 年 2 月 1 日アクセス

前野哲博（2017）「総合診療が地域における専門医や他職種連携等に与える効果についての研究　報告書」厚生労働行政推進調査事業費補助金（厚生労働科学特別研究事業）＜ https://mhlw-grants.niph.go.jp/niph/search/NIDD00.do?resrchNum=201706032A ＞ 2019 年 2 月 1 日アクセス

第1章

家庭医／総合診療医による過疎地域の医療改革

－寿都《すっつ》町立寿都診療所における地域包括ケアの実践と分析から－

中川 貴史[1)]

1）北海道家庭医療学センター／栄町ファミリークリニック

1．取り組みの背景

我々北海道家庭医療学センターでは，町立医療機関である寿都診療所において，2005（平成17）年5月開院当初から家庭医療・総合診療を実践している。当診療所は，地域のニーズに応えるべく24時間，365日の救急体制を確保した有床診療所として「だれもが安心してかかれ信頼される診療所」「保健福祉の支えとなる診療所」「家庭医療の中核施設となる診療所」を基本理念に運営されている。しかしながら，昨今の医療を取り巻く環境の変化，とりわけ地域人口の減少，多様化する住民ニーズ，収支バランス等によって医療機関の運営は当然のことながら容易ではない。

ここでは，筆者がこの地域において家庭医療・総合診療を実践している立場で，これまでの経過や寿都診療所を取り巻く環境，保健・医療・福祉・行政等との連携の実際を報告し，結果として町民の受療行動がいかに変化してきたかを分析したい。

2．導入の経過

1）寿都町の紹介

寿都町は，函館市と小樽市を結ぶ海岸線のほぼ中間点に位置し，海岸線32kmの寿都湾は豊富な魚介類の産地となっている（図1，図2）。北海道の 道央圏にあたる後志《しりべし》管内にあり，近隣は島牧村《しままきむら》，蘭越《らんこし》町《ちょう》，黒松内町《くろまつないちょう》と接している。札幌市との距離は約140km，車で約150分かかり，その他近隣主要都市とは表1に示すとおりかなりの距離がある。

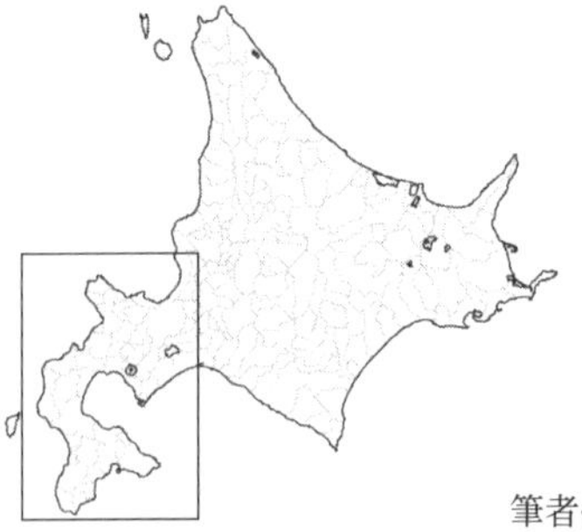

筆者作成

図1　北海道寿都町の地理的環境(1)

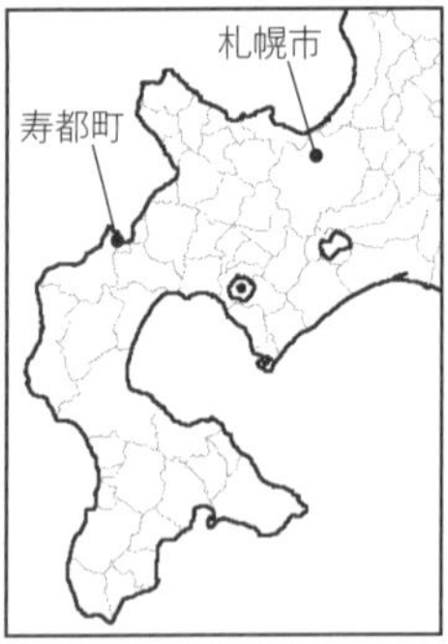

筆者作成

図2　北海道寿都町の地理的環境(2)

表2に示すように，人口は3,029人（2017〔平成29〕年3月31日現在）である。1960（昭和35）年には人口9,121人

表1　寿都町からの距離および車による所要時間

市町村名	距離(km)	所要時間
岩内町	45	約45分
八雲町	70	約1時間15分
倶知安町	75	約1時間20分
室蘭市	100	約2時間
小樽市	100	約2時間
札幌市	140	約2時間30分
函館市	140	約2時間30分

筆者作成

あったが，右肩下がりに減少の一途をたどっている。高齢化率(39.25%）も上昇し続けており，過疎化と高齢化を着実に進行していることがよく分かる。医療，介護を要する人口が増加傾向にあり，日本における高齢化社会の縮図とも言える。

2）北海道立病院から寿都町立寿都診療所へ移管

寿都診療所は，2005（平成17）年4月に道立病院（60床）の移管を町が受けて開設したものであるが，それまで，道立病院の移管問題は寿都町にとって頭の痛い大きな問題であった(表3)。

寿都町においては，北海道が1979（昭和54）年に公表した「行政改革実施大綱」の中で，「寿都，松前，増毛の3病院については，診療圏が概ね一町に限定されているので，市町村との機能分担関係を整序する見地から，これを町に移管する」と明示されたことを受けて，この間，他の道立病院の移管状況を見ながら検討してきたが，道立寿都病院の経営状況（町の財政負

表2　寿都町人口の推移および推計

区　　分	2005 (平成17) 年度 (2005. 3. 31現在)	2006 (平成18) 年度 (2007. 3. 31現在)	2007 (平成19) 年度 (2008. 3. 31現在)	2008 (平成20) 年度 (2009. 3. 31現在)	2009 (平成21) 年度 (2010. 3. 31現在)	2010 (平成22) 年度 (2011. 3. 31現在)
総人口	3,751	3,696	3,650	3,575	3,487	3,411
0－39歳 (構成割合)	1,206 32.15%	1,205 32.60%	1,205 32.93%	1,153 32.25%	1,099 31.52%	1,079 31.63%
40－64歳 (構成割合)	1,300 34.66%	1,250 33.82%	1,219 33.40%	1,154 32.28%	1,129 32.38%	1,118 32.78%
65－74歳 (構成割合)	577 15.38%	569 15.4%	560 15.34%	580 16.22%	563 16.15%	524 15.36%
75歳以上 (構成割合)	668 17.81%	672 18.18%	669 18.33%	688 19.24%	696 19.96%	690 20.23%
40－74歳 計 (構成割合)	1,877 50.04%	1,819 49.22%	1,779 48.74%	1,734 48.50%	1,692 48.52%	1,642 48.14%
65歳以上 計 (構成割合)	1,245 33.19%	1,241 33.58%	1,229 33.67%	1,268 35.47%	1,259 36.11%	1,214 35.59%

区　　分	2011 (平成23) 年度 (2012.3. 31現在)	2012 (平成24) 年度 (2013.3. 31現在)	2013 (平成25) 年度 (2014.3. 31現在)	2014 (平成26) 年度 (2015.3. 31現在)	2015 (平成27) 年度 (2016.3. 31現在)	2016 (平成28) 年度 (2017.3. 31現在)
総人口	3,348	3,328	3,271	3,171	3,094	3,029
0－39歳 (構成割合)	1,052 31.42%	1,062 31.91%	1,039 31.76%	981 30.94%	932 30.12%	886 29.25%
40－64歳 (構成割合)	1,089 32.53%	1,064 31.97%	1,034 31.61%	1,009 31.82%	972 31.42%	954 31.50%
65－74歳 (構成割合)	529 15.80%	538 16.17%	535 16.36%	525 16.56%	542 17.52%	545 17.99%
75歳以上 (構成割合)	678 20.25%	664 19.95%	663 20.27%	656 20.69%	6482 0.94%	644 21.26%
40－74歳 計 (構成割合)	1,618 48.33%	1,602 48.14%	1,569 47.97%	1,534 48.38%	1,514 48.93%	1,499 49.49%
65歳以上 計 (構成割合)	1,207 36.05%	1,202 36.12%	1,198 36.62%	1,181 37.24%	1,190 38.46%	1,189 39.25%

筆者作成

表３　寿都診療所の歴史

1871（明治４）年	開拓使庁病院として建設される
1887（明治20）年	開拓使庁病院を寿都病院として改称
1900（明治33）年	町立寿都病院へ改称
1944（昭和19）年	町から日本医療団北海道支部へ移管され日本医療団寿都病院となる
1948（昭和23）年	日本医療団北海道支部の解散により道へ移管（道立寿都病院開設）
1955（昭和30）年	病院庁舎改築（一般35床）
1964（昭和39）年	病棟増築（一般55床）
1979（昭和54）年	移転改築（一般60床）
2005（平成17）年	道立病院施設を活用して寿都町立寿都診療所開設（19床）
2008（平成20）年	移転改築

筆者作成

担の問題）や医師確保の問題などから，道との協議は進まない状況にあった。また，実際に道立病院の外来患者数は，減少の一途をたどっており，経営状況は約４億円の赤字を計上するなど，町が病院の移管を受け入れ難い大きな要因になっていた。

町としては，こうした道の計画見直しの状況や方針を受け，さらにかねてから道に要望してきた常勤内科医師の配置が一向に実現しない状況なども踏まえ，2003（平成15）年度以降，医療体制の在り方（道立病院の移管問題）について議会や住民と共に検討を重ね，最終的に当時，自治体立の医療機関で先進的に家庭医療に取り組んでいた更別村《さらべつむら》国民健康保険診療所（北海道十勝管内）の情報を得て，我々家庭医が所属する北海道家庭医療学センターの関係者に積極的に働きかけ，医師に加え看護師，薬剤師，放射線技師などの必要な医療スタッフの派遣について関係医療法人と業務提携に至った。なお，北海道家庭医療学センターでは都市部の直営診療所や地方自治体等との業務提携を行うことを通じて医師をはじめとした医療専門スタッフが各地域で家庭医療／総合診療を実践している。当センターは家庭医療の実践，専門スタッフの養成，ならびに家庭医療の普及への貢献をミッションに掲げ1996（平成8）年から活動を続けてきた。家庭医療専門研修（後期研修）を修了した者は2017（平成29）年度末時点で54名おり，現在グループ全体で家庭医療専門医25名，専攻医11名が在籍している。道内では5つの都市部診療所，3つの地方自治体立診療所，1つの病院総合診療科を運営し，道外では滋賀，京都，福岡にて医師らが診療に当たっている。

3）移管当初の体制と現在の体制

2005（平成17）年度移管当初の人員体制は医師（家庭医）3名で，その構成は指導医（所長）1名と北海道家庭医療学センター 家庭医療学専門医コース シニアレジデント（後期研修医）の2名となっていた（表4）。また，指導医は数年間の長期勤務体制で，他の研修医2名は約半年間のローテーション勤務であった。看護師は看護師長を含め10名体制。薬剤師2名，放射線技師1名の医療スタッフ総勢16名が業務提携による派遣職員であった。このほか，事務長を含む事務員3名，看護助手6名，薬剤助手1名が町職員であり，受付会計のほか診療所施設の維持運営に関するものは業務委託とした。

その後，各スタッフの所属先などの変更もあったが，2017

表4　寿都町立寿都診療所の職員内訳と人数

職　種	2005年度(移管当初)	2017年度
所　長	1名	1名
家庭医	2名 （うち研修医2）	3名 （うちフェロー1，研修医2）
看護師	10名	12名
薬剤師	2名	0名
管理栄養士	0名	1名
理学療法士	0名	1名
放射線技師	1名	1名
事務員	3名	3名
看護助手	6名	6名
薬剤助手	1名	1名
医療事務	4名	5名
合　計	30名	34名

筆者作成

(平成29）年度時点では医師数は４名で，所長，副所長はプライマリケア連合学会認定家庭医療専門医・指導医であり，副所長は北海道家庭医療学センターフェローシップコース受講中であり，他の医師は北海道家庭医療学センター家庭医療専門コース専攻医である。看護師は多少の増減はあるものの最大で12名体制，看護助手６名，放射線技師１名，理学療法士１名，管理栄養士１名，薬剤助手１名，事務職員３名，受付会計５名の体制となっている。なお，2018（平成30）年度からは北海道家庭医療学センターが指定管理を受け運営に当たっている。

3. 寿都町立寿都診療所におけるケア提供体制

1）診療体制

2005（平成17）年度以前は内科，外科の2科のみを標榜科としていたが，新体制では家庭医療科（内科，小児科，外科）を標榜している。以前は心臓血管外科の専門2名が内科，外科をそれぞれ担当していたが，移管後からは家庭医による総合的な医療提供体制となっている。

まず，家庭医・総合診療医が寿都町でどのような診療体制を構築し外来診療，訪問診療，救急診療，入院診療を提供してきたか，ならびに地域やコミュニティを対象としたケアの体制を構築してきたかを報告する。

(1) 外来診療

家庭医療外来は月曜日から金曜日まで平日の午前3診体制，午後1診体制であり，疾患の種類を問わず包括的な家庭医療・総合診療を行っている。また，出張医により，毎週火曜日午前のみ産婦人科外来，木曜日午後のみ精神科外来を行っている。検査は画像検査として単純レントゲン，CT，上部消化管内視鏡検査，エコー（腹部，心臓，表在，経腟エコー），血液検査は各種外注が可能で，院内検査として迅速検査（インフルエンザウイルス，溶連菌，アデノウイルス，RSウイルス，ノロウイルス ），血算，生化学検査（T-Bil，AST，ALT，BUN，Cr，AMY，CRP），血液ガス分析（電解質Na，K含む），視覚検査，聴力検査，スパイログラム，12誘導心電図，Holter

表５　外来患者数の推移

	2005年度	2006年度	2007年度	2008年度	2009年度	2010年度
外来延べ患者数	16,373	17,121	19,458	19,919	19,844	20,983
1日あたりの患者数	67.1	70.5	79.7	81.6	82.0	86.3
	2011年度	2012年度	2013年度	2014年度	2015年度	2016年度
外来延べ患者数	20,851	20,074	20,526	20,925	21,567	18,280
1日あたりの患者数	85.4	82.3	83.8	85.4	89.1	75.2

筆者作成

心電図，簡易ポリソムノグラフィーが施行可能である。

なお，外来患者数の年度ごとの推移を表５に示す。2015（平成27）年度まで微増傾向で推移してきたが，2016（平成28）年度は医師の勤務状況の変化もあり，長期処方を導入したことにより受診回数の減少に並行して実数も減少している。

（2）訪問診療

個人宅への訪問診療，ならびにグループホームへの訪問診療にて月当たり実人数で15名前後，特別養護老人ホームへは配置医師として週１度訪問し，入所者50名に対して診療を行っている。また，臨時往診，緊急往診にも対応し，在宅看取りにも取り組んでいる。

（3）入院診療

19床の一般病床。入院内訳としては急性疾患（特に肺炎，尿路感染，腰痛症など），癌・非癌終末期，レスパイト目的の社会的入院，急性疾患にて他院に入院していた患者の在宅退院，もしくは施設入所などの調整目的などが挙げられる。

(4) 救急診療

24時間，365日の診療提供体制を構築し，平日時間外，休日の診療を提供している。休日時間外は自宅待機で，救急車搬入時は救急隊員からのファーストコールにて診療所へ向かい，救急車以外の場合は病棟にて勤務している看護師から電話連絡が入る。町内で要請のあった救急車はほぼ全例当院へ搬入されるため，1次～3次全ての外傷を含む疾病への初期対応が求められる。約8割の救急疾患へは対応可能となっている。また，年間5件程度ドクターヘリを要請し，緊急度の高い患者の救急搬送も行っている。

(5) リハビリテーション

理学療法士，もしくは作業療法士いずれかの1名体制として，当初外来リハビリテーションを行っていたが，現在は外来リハビリテーションは最低限のみとし，介護保険サービスとして通所リハビリテーション，ならびに訪問リハビリテーションを主として提供している。

2) 地域包括ケア（地域コミュニティケア）

地域での医療体制を考えるうえで重要となるのは地域住民の求める医療に対して包括的で継続的な診療体制の構築である。

包括性を発揮するためには医療機関においてのみ活動することには限界があり，住民の医療に対するニーズを把握し，そこに様々な職種と共に解決に向けた取り組みを実践し続けていくことは不可欠である。ここ寿都町でも町民全体の健康の向上を目標に様々な活動を幅広く実践してきた。その結果として，地域住民からの信頼をある程度得ることができつつある。

今回は，Andersonらが提唱したコミュニティアズパートナーモデル（アンダーソン，2007）の８つのサブシステムを参考に筆者が一部編集した項目に沿って記載したい。具体的には地理的環境への制約への対応，保健医療福祉サービス，健康教育への関わり，政治・行政との連携，レクリエーション，コミュニケーション・情報，安全・交通，経済の８つの視点に基づき，前半の４項目を詳述し，後半の４項目はその他としてまとめて記載する。この８つのサブシステムは地域社会を構成する要素であり，住民の健康課題の発生要因となりうるものである。よって，これらに対して家庭医・総合診療医が様々な職種と協力し合い，問題点を抽出し，何らかの手立てをしていくことで町民の不安要素を取り除くことに貢献できてきたのではないかと考えている。

(1) 地理的環境への制約への対応

実際に寿都町は前述の如く２次，３次医療圏までの距離があるため，ある程度地域で完結できる診療体制が不可欠となる。入院や救急を行わず，外来診療のみに集約すれば寿都町の赤字額は３分の１にまで圧縮できる可能性が示されてはいるものの

（中川，2007），安心して町内で生活することができる医療体制の構築を目指し，入院医療体制，365日24時間急患受け入れが可能な救急医療体制を維持してきた。また，市街地区から距離がある地区の方々には福祉バスにて当診療所までの移動手段を確保し，通院できない方々に関しては訪問診療を提供する体制が構築されている。

このように物理的に不利な環境を克服することは，寿都町のように僻地に位置する地域にとっては最重要課題であった。医療へのアクセスが良くない環境の中で住民の健康を守るために，多様な地域ニーズに柔軟に対応し医療供給体制をその都度最適化していくために努力していけることは，地域で働く医療専門職にとってきわめて重要な能力と言えるだろう。臓器別に特化した専門性の視点のみならず包括的な診療能力，すなわち広範囲な疾患に対応する能力はもちろんだが，外来のみならず，入院，救急，訪問診療といった様々なセッティングにおいても対応できることが望まれる。また，診療行為のみならず地域に潜在している健康ニーズを多職種と共に分析し，計画を立案し，介入するといった地域志向型ケアに対してもトレーニングを受けているとさらによいだろう。

（2）保健医療福祉サービス

保健，介護の様々な活動を行っているが，そこで最も我々の身近にいるパートナーが町役場町民課の健康づくり係の保健師，栄養士である。彼らとは日々議論し続けてきたが，フォーマルな議論ができる場として健康づくり会議を設立した。予防接種の機会増や公費助成制度の独自展開（国で制度化される以前から高齢者肺炎球菌ワクチンは公費助成してきた），健診受診率向上を目指した取り組み，認知症家族の集い・認知症になりにくい街づくり宣言などの認知症対策，糖尿病重症化予防プロジェクトなど健康づくり全般に関して，保健師，栄養士，運動指導士，時には教育関係者，行政職員などと議論するプラットホームであり，月に１度定例で開催してきた。ここではプロジェクトの立案から振り返りを通じたブラッシュアップといったPDCAサイクルを回し続けている。また，メンバーの共通の学習課題に対し月１回テキスト，文献抄読や事例ベースの勉強会を開催してきた。

また，地域ケア会議には必ず医師をはじめ診療所スタッフが参加している。医療，介護の枠にとらわれず地域住民の安心につながる取り組みを扱っていることは言うまでもないが，多くの職種が参加して活発な議論を行える場となり，お互いの職種を知り合う大切な役割も担っている。

このように協調性を持った関わりを通して，多職種と連携し物事を達成していく能力を有している家庭医，総合診療医の特徴が発揮される領域であると言える。

(3) 健康教育への関わり

高齢者，労働者などに対して生活習慣病，認知症，外傷の予防やケアなど様々な健康講話を展開してきた。

また，寿都町での特徴的な取り組みの一つとして，幼少期～思春期，親世代へのライフスキル教育を行っている。ライフスキルとは日常生活で生じる様々な問題や要求に対して適切に対処するための心理社会能力とされる（WHO, 1997）。ライフスキルが備わっていると青少年の危険行動（故意または不慮の事故に関する行動，喫煙，飲酒および薬物乱用，望まない妊娠，HIVを含む性感染症に関する性行動，不健康な食生活，運動不足）を予防できるとされ，10歳代のうちに身に付けておくべきと言われている。寿都町ではライフスキル教育の重要性や活用に関して保健師，養護教諭をはじめ多職種と共有し，講演会やワークショップを小中高の児童生徒，PTA，教員等を対象として幅広く実施してきた。

(4) 政治・行政との連携

当診療所が町立であるがゆえに政治・行政との接点は必然的に多くなる。公式なものだけでも寿都町国保運営協議会，寿都町介護保険運営協議会，寿都町地域包括支援センター協議会，養護老人ホーム入所判定会議，子育て支援ネットワーク協議会などが挙げられる。

一方でこのような公式の場だけでは町としての考え，我々医療者としての考えを双方深いレベルで理解し合うことは容易ではない。よって，インフォーマルな対話が重要となるが，町長が当診療所の医局に頻繁に来室され，筆者自身も町長室に行くなどし，近況の報告や今後取り組みたい事業などについて意見交換を積極的に行ってきた。お互いを知り，信頼関係を醸成することができた点が最大のメリットであったと感じている。

何より地域で診療をし続けていくためには信頼の醸成が不可

欠である。情報を共有し理解を深め，継続的に成功体験を積み重ねていくことで，結果として強固な信頼が得られてくるものと思われる。

(5) その他の関わり

臨床で出会う患者の状況を検討したり，町内の様々なレクリエーションに参加したり，漁業協同組合へヒアリングを行うなど日々の生活の様子を把握することに努め，さらに精密な健康情報を北海道大学大学院 医学研究院・医学院 社会医学分野 公衆衛生学教室，北海道経済産業局などと共に研究や事業を展開するチャンスにも恵まれてきた。

その結果として警察署との連携で診療所待合室での交通事故防止の呼び掛けを行ったり，健康診断の予約システムを漁師などが利用しやすくしたり，飲酒行動，アルコール摂取状況への介入ポイントを検討するなどの対策につなげられた。

4．成果

このように家庭医，総合診療医が医療機関での個別ケアのみならず，地域コミュニティを対象としたケアを実践してきたことで様々な成果が出ている。今回は診療所収支の実績，町内の国民健康保険被保険者の受療動向の推移，休日時間外の診療所における受診患者数の推移，救急車の受け入れ台数の推移を示したい。

1）診療所収支の実績

家庭医療・総合診療を実践するうえで，収支のバランスは避けては通れない課題である。表6に示すとおり，診療所における純粋な医業収入と人件費，管理費など含めた経費を差し引いた収支は2005（平成17）年度では年間約1億8600万円の赤字であったが，2016（平成28）年度では1億300万円にまで圧縮された。移管を受けた北海道から当初は運営補助金が拠出されていたが，予定されていたとおり年々減額され，2012（平成24）年度をもって終了した。また，2009（平成21）年からは国の政策見直しにより地方交付税が2007（平成19）年度

表6　寿都町立寿都診療所の運営費推移

（単位　円）

	2005（平成17）年度	2006（平成18）年度	2007（平成19）年度	2008（平成20）年度	2009（平成21）年度	2010（平成22）年度
診療所収支	△186,512,403	△179,023,210	△154,541,799	△139,156,207	△135,491,402	△123,352,988
道からの運営補助	127,309,000	124,858,000	114,148,000	67,197,000	59,802,000	52,690,000
地方交付税			7,100,000	24,599,000	72,407,000	73,424,000
差し引き	△59,203,403	△54,165,210	△33,293,799	△47,360,207	△3,282,402	2,761,012

	2011（平成23）年度	2012（平成24）年度	2013（平成25）年度	2014（平成26）年度	2015（平成27）年度	2016（平成28）年度
診療所収支	△115,533,140	△114,420,954	△108,295,652	△116,481,210	△117,145,098	△103,956,712
道からの運営補助	45,884,000	43,784,000	0	0	0	0
地方交付税	73,528,000	73,766,000	73,857,000	73,716,000	73,818,000	74,285,000
差し引き	3,878,860	3,129,046	△34,438,652	△42,765,210	△43,327,098	△29,671,712

筆者作成

と比較すると10倍以上へと増額し，寿都町をはじめとした地方自治体にとっては負担軽減となっている。これらの結果として，一時は経営が黒字に転じていた時期もあったが，北海道からの補填金がなくなってからは数千万円の赤字となっている。北海道からの移管を受ける以前は４～５億円の赤字を計上していた病院を引継ぎ，現在は数千万円の赤字まで圧縮できていることは一定の成果があると言ってもよいだろう。

2）患者受療状況

(1) 町内の国民健康保険被保険者の受療動向の推移

寿都町国民健康保険に加入している被保険者のうち，寿都町内の医療機関を受診している件数の割合を示したグラフを示す（図３）。表７に示すように寿都町の国民健康保険被保険者数は年々減少の一途をたどっており，後期高齢者制度が導入されてからは75歳以上の被保険者が抜けていることもあり，実数推移ではなく，比率推移をここに示すことで年次比較することとする。

移管を受けた2005（平成17）年度で町内の割合が46.5％であったものが，年々１％程度ずつ増加を示し，最終的に2016（平成28）年度においては58.8％となっている。

(2) 休日時間外の診療所における受診患者数・救急車の受け入れ台数の推移

図4の示すように一時は年間1,000人を超える患者が休日時間外に受診していた。特に2010（平成22）年度に関しては

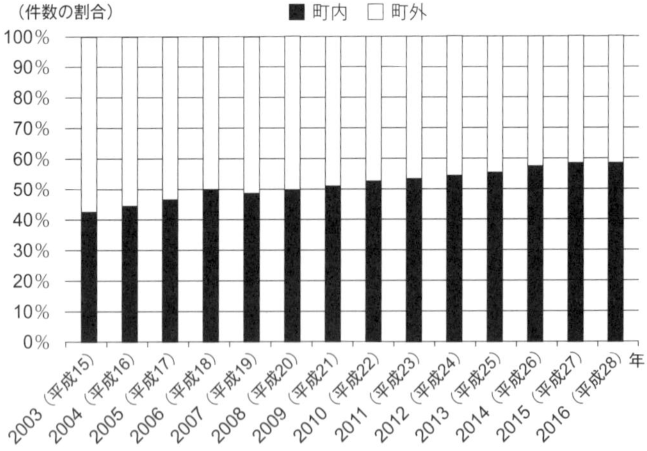

筆者作成

図３　町内の国民健康保険被保険者の町内外の受療件数比率の推移

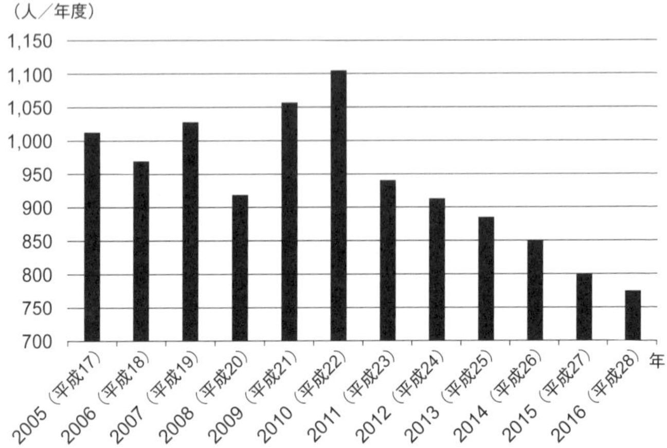

筆者作成

図４　休日時間外の寿都診療所における受診患者数

表7 寿都町国民健康保険被保険者数と年齢別数

区　分	2005（平成17）年度（2006.3.31現在）	2006（平成18）年度（2007.3.31現在）	2007（平成19）年度（2008.3.31現在）	2008（平成20）年度（2009.3.31現在）	2009（平成21）年度（2010.3.31現在）	2010（平成22）年度（2011.3.31現在）
総数（加入割合）	1,722人 45.91%	1,691人 45.75%	1,689人 46.27%	1,061人 29.68%	1,027人 29.45%	1,003人 29.40%
0-39歳（構成割合）	268人 15.56%	268人 15.85%	251人 14.86%	233人 21.96%	225人 21.91%	226人 22.53%
40-64歳（構成割合）	513人 29.79%	473人 27.97%	473人 28.00%	429人 40.43%	410人 39.92%	412人 41.08%
65-74歳（構成割合）	426人 24.74%	422人 24.96%	432人 25.58%	399人 37.61%	392人 38.17%	365人 36.39%
75歳以上（構成割合）	515人 29.91%	528人 31.22%	533人 31.56%	00.00%	00.00%	00.00%
40-74歳 計（構成割合）	939人 54.53%	895人 52.93%	905人 53.58%	828人 78.04%	802人 78.09%	777人 77.47%

区　分	2011（平成23）年度（2012.3.31現在）	2012（平成24）年度（2013.3.31現在）	2013（平成25）年度（2014.3.31現在）	2014（平成26）年度（2015.3.31現在）	2015（平成27）年度（2016.3.31現在）	2016（平成28）年度（2017.3.31現在）
総数（加入割合）	1,018人 30.41%	980人 29.45%	914人 27.94%	871人 27.46%	816人 26.37%	761人 25.12%
0-39歳（構成割合）	226人 22.20%	230人 23.47%	196人 21.44%	179人 20.55%	152人 18.63%	128人 16.82%
40-64歳（構成割合）	416人 40.86%	382人 39.98%	357人 39.06%	334人 38.35%	305人 37.38%	287人 37.71%
65-74歳（構成割合）	376人 36.94%	368人 37.55%	361人 39.50%	358人 41.10%	359人 44.00%	346人 45.47%
75歳以上（構成割合）	00.00%	00.00%	00.00%	00.00%	00.00%	00.00%
40-74歳 計（構成割合）	792人 77.80%	750人 76.53%	718人 78.56%	692人 79.45%	664人 81.37%	633人 83.18%

筆者作成

1,100人を超えており，家庭医により24時間受診体制が確保されたことから町民としても受診の利便性を感じ，気軽に時間外診療を利用する傾向が見受けられた。しかしその後から，徐々に減少の一途をたどり，医療従事者である我々の負担の軽減へとつながっていった。これは診療所内部のスタッフはもちろんのこと，外部の訪問看護，ケアマネジャーなどと連携を密にとり日々の患者ケアを細目に行っていく体制づくりが進んでいったことが要因の一つではないかと考えている。また，診療所が開いている時間帯に受診してもらうことで限りある人的医療資源を効率よく活用でき，必要な検査も適切に実施できることなどを理解してもらえるようになっていった。また，何より住民と医療者が顔の見える関係になっていき，休日時間外受診をするのは申し訳ない，あまり多くの負担をかけないようにしようと住民が我々を気遣ってくれての結果であると感じている。今後はむしろ，そのような配慮が遠慮へ変わり，適切な受診を妨げることのないように配慮する必要があるかもしれない。

また，図5は寿都診療所における救急車の受け入れ台数の推移を示しているが，こちらは北海道立病院時代に周辺町村から救急車を受け入れていたこともあり，移管当初の2005（平成17）年度は年間169件と受け入れ台数が多かった。こちらも休日時間外受診患者の受療動向と同様に訪問看護師，ケアマネジャー，保健師らとの協働にて，独居高齢者，施設入所者などに対する事前の適切なケア，ならびに有症状時のサポート体制構築が進んだことで，救急車を要請するべき病態か，そこまで

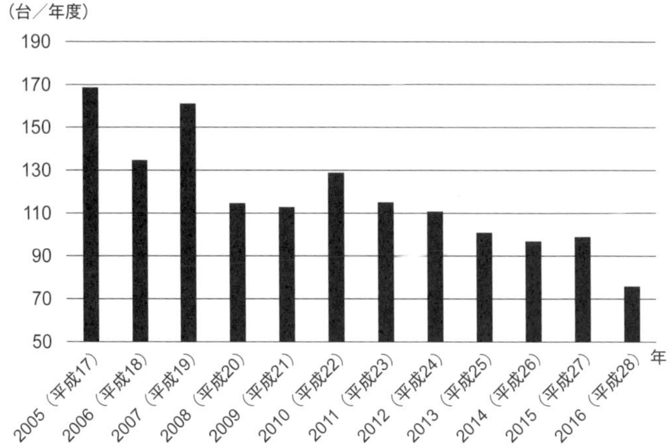

筆者作成

図5 寿都診療所における救急車の受け入れ台数の推移

重症ではない病態かのトリアージが適切に行われた結果ではなかろうか。ケアが充実していった結果，2016（平成28）年度では当初よりも半減し年間76件にまで減少している。

5．考察

図３に示すように2003（平成15）年では国民健康保険被保険者のうち町内医療機関の受診率43％であったのに対し，道立病院から町立診療所へ移管を受けた2005（平成17）年から年間約１％ずつ増加し続け2016（平成28）年度では58.8％にまで至っている。住民の受療行動が変化してきたことは彼らの信頼を勝ち得てきたことと言い換えられる。とかく近隣の大きな病院，もしくは都会の医療機関に対して隣の芝生は青く見

えるかの如く受診していた住民が町内の医療機関を選択するような変化が起きてきた。これは家庭医，総合診療医が診療できる範囲が広く，様々な健康問題に対して対応する能力を有していることが最大の要因であったと考えられる。また，医師だけ，もしくは医療機関だけでは解決できない問題も他機関の専門職らと協働することで，より困難なケースにも対応が可能となる点において協調性を自らの専門性と考えている家庭医，総合診療医であったからこそ対応できてきたものと考えられる。また，患者を生物医学的な側面だけで捉えるのではなく，それらの症状，疾患から来る様々な個別の病体験に丁寧に寄り添い，家族背景，地域背景などの彼らを取り巻く状況にも個別に配慮してきたことで，より一層の信頼関係を築き上げてこられたのではないだろうか。

また，表6にあるように診療所単独の収支は2005（平成17）年度では186,512,403円の赤字であったが，北海道からの運営補助127,309,000円もあり，寿都町の直接的な負担額は59,203,403円であった。その後，診療所単独の収支は改善の一途をたどっており，2016（平成28）年度では103,956,712円の赤字まで減少し，約8千万円の経営改善に至っている。その中で，北海道からの運営補助は2012（平成24）年度で打ち切られている。しかし，地方交付税が現在74,285,000円得られており，寿都町の直接的な負担額は29,671,712円と減少させることに成功している。経営改善の要因としては，町内の受診率向上は当然患者増にもつながったことは言うまでもない。また，家庭医，総合診療医の包括的な診療能力や多職種連携等により安価で効率が良く，質の高い医療を提供できてきた結果ではないかと考えている。

休日時間外受診に関しては，図４に示したが2005（平成17）年度の1,011人から2010（平成22）年度は1,103人と増加するも，その後は減少に転じ2016（平成28）年度の772人に至るまで年々減少している。実際に寿都町の人口は2016（平成28）年度では2,990人と減少してはいるが，その減少率と比しても休日時間外受診数の減少は有意なものと考えられる。図５では救急車の受け入れ台数の推移を示しているが，こちらも2005（平成17）年度の169台から2016（平成28）年度の76台まで減少しており，休日時間外受診患者数減少と同様の推移を示している。家庭医，総合診療医が住民との間で信頼関係を築き，何かあったら対応してくれるという住民の安心感や多職種との連携から来る日頃のケアの充実が寄与したものと考えられる。しかし，休日時間外受診者数の減少は2005（平成17）年度の体制変更後すぐに現れるのではなく，一定期間を経てから現れてきたことから，ケアの体制が構築され，住民との信頼関係ができあがるまでには一定期間を要する可能性があることを示唆している。

６．他地域での導入可能性

1）医師確保のパラダイムシフト（一本釣りから循環型地域医療モデルへ）

従来の地方における医師確保は，いわゆる「一本釣り」スタイルで行われることが多かった。地方自治体の首長が医療機関の維持を公約に掲げ，政治生命をかけ大学医局，その他様々な縁故を頼り医師を見つけ出し，多額の年俸を条件に何とか入職につなげるものである。

我々北海道家庭医療学センターでは「一本釣り」の医師確保ではなく，可能な範囲とはなるが良質な教育を提供することにより若手医師を確保するシステムへの転換を行い，地域での医療機関維持に一定の貢献ができているものと考えている。北海道家庭医療学センターでは総合診療専門コース／家庭医療専門コース（後期研修）の専攻医（研修期間４年間）やフェローシップコースで研鑽を積むフェロー（研修期間２年間）がそれぞれ１年間，２年間で研修するフィールドとして町立寿都診療所のような郡部医療機関に勤務する循環型地域医療モデルを構築してきた。

このように教育を受けることができる施設に医師は集まり，志を共に共有できる仲間とならば時として困難な環境でも乗り越えることができるのではないだろうか。よって，一見遠回りのように見え，短期的には当然難題もあるが，中長期にわたっての医師確保という点においては教育機関の基盤整備，ならびに循環型地域医療モデルは非常に理にかなっていると思われる。

2）郡部は魅力的な教育の場であるという認識へ

寿都町のような郡部は，地域医療を実践する場であると同時に教育を提供する場として捉えると，とても魅力的な研修フィールドであると言える。既にある環境を魅力的な教育のフィールドへ変えていくには，まずは医師の指導体制の構築，地域の理解が不可欠である。

まず，指導体制の構築に関しては，現在日本専門医機構が推進している総合診療医制度を確固たるものへと発展させ，そこでの研修を修了した総合診療専門医が地域で活躍できるシステムを構築していくことが求められる。具体的には指導医は複数年単位で勤務をすることが望ましく，学習者である専攻医，フェローなどは1，2年単位の比較的短期間でもよいとする研修ローテーションを組み，そのようなシステムの管理，運営が可能なセンター機能を有した研修プログラムを最低限各都道府県単位に設置し，医療資源の乏しい地域へ優先的に医師らを配置していくことなども一例となるだろう。

また，地域の理解という点においては，行政，住民も医師は地域で育つということ，自分たちも共に育てているのだという自覚や機運を高め，共に協働していく姿勢を求めたい。

7．今後の発展性

1）総合診療医の専門性が発揮される環境整備

多くの地域で家庭医，総合診療医が活躍することで様々な効用が期待できる。そのためには彼らが孤軍奮闘するのではなく，患者，家族との良好な関係性構築は言うまでもないが，多職種との連携が不可欠であり，様々な関係者との信頼関係構築や相互のサポート体制構築が求められる。家庭医，総合診療医が働きやすい環境を整え，期待や悩みに耳を傾け，共に難題を解決していくために議論することができる多様なプラットホームが不可欠であろう。

また，重要課題の一つとして実際の家庭医療専門医・総合診療専門医数が，地域のニーズに比べあまりにも少ないことが挙げられる。まだまだ十分な地域をカバーできているとは言い難い。今後は都道府県単位でセンター機能を有した新たなシステム構築，もしくは既に取り組んでいる機関をより拡充させていくための支援システムの構築を行うべきであろう。

2）政策的後押し

現在は日本専門医機構が専門医のプログラム整備，認定制度を運営し始めたばかりである。今後は本システムがしっかりと医師間，医療制度の中に定着していくと同時に，国がイニシアチブをとって郡部医療の在り方検討，総合診療医の養成と活用法を政策的に推し進めていくことは不可欠であろう。

また，国，専門医機構，学術団体等は相互に程よい距離感を保ちつつ，密な連携をとっていくことは不可欠で，ある程度の独立性を保ったうえで，各々が不足している部分を補い合いつつ発展を目指していくことが理想であろう。

参考文献

アンダーソン，エリザベス T.（2007）『コミュニティアズパートナー 地域看護学の理論と実際』第２版，金川克子監訳，医学書院

草場鉄周（2012）『家庭医療のエッセンス』カイ書林

WHO編（1997）『WHOライフスキル教育プログラム』川畑徹朗 他監訳，大修館書店

中川貴史（2007）「公的有床診療所を運営維持していく必要性とその問題点～寿都町立寿都診療所の事例～」『厚生労働科学研究費補助金 医療等の供給体制の総合化・効率化等に関する研究　平成16年度～18年度総合研究報告書』519-543

中川貴史（2018）「家庭医／総合診療医の活動が与える地域住民の受療行動変化－寿都町立寿都診療所における地域ケアの実践報告とその効用分析－第6部 総合診療医の活動に関するモデルとなる事例集 厚生労働行政推進調査事業費補助金事業 総合診療が地域医療における専門医や多職種連携等に与える効果についての研究」

松村真司（2017）『日本プライマリ・ケア連合学会基本研修ハンドブック』改訂2版，南山堂

Saultz JW（2000）“Chapter 4 Continuity of Care,” in *Textbook of Family Medicine*; ed by Saultz JW, 51- 78, New York, McGraw-Hill.

第２章
離島の医療を守る

本村 和久[1)]
1）沖縄県立中部病院

はじめに

全国的に医師の遍在や地域医療崩壊が問題となって久しい。離島を多く抱える沖縄でも厳しい現状はあるが，様々な医療者の地道な活躍の積み重ねがあり，離島医療が保持されている。医療者確保の歴史と現状を報告したい。

1．沖縄県の近代医療史

1）近代医学の幕開け

1429年から1879年の450年間，琉球諸島を中心に存在した琉球王国は，17世紀初頭から廃藩置県まで薩摩藩の支配下で朝貢関係を維持した（崎原, 2001）。薩摩藩の支配下ではあったが，中国と日本の両文化の影響を受けながら，医療が著しく発展した時代とも言える。1689年，高嶺徳明が全身麻酔のもと補唇術を成功させ，1690年に薩摩の藩医伊佐敷道与に伝授している。また本土における最初の人痘種痘法が秋月藩の緒方春朔により1789 年に施行されたが，琉球における人痘種痘法は，それを23年遡る1766年に上江洲倫完が施行している（金城，1963）。

2）戦前の沖縄の医療

西洋医術が沖縄県に本格的に導入されたのは，1872年に琉球国が琉球藩に改められ，1874年に内務省の管轄となって以降のことである。那覇に内務省出張所が設置された際には陸軍分遣隊医官が配属され，住民に対しても西洋医術を施した（松田，2013；稲福，1998）。1885（明治18）年に沖縄県医院附属医学講習所設置，1889（明治22）年に沖縄県病院付属医生教習所と改称，1912（明治45）年に医師法制定に伴い廃校となったが，565名が学び，172名が医術開業試験に合格した（新垣，2000；松田，2013）。また，1934（昭和９）年には沖縄醫學會雑誌（沖縄縣醫學會［編］）が創刊されている。しかし，第二次世界大戦前における沖縄県の医療体制は極めて貧弱で，1938年時点における沖縄県の医療従事者は，人口約59万８千人に対して医師免許資格者は191名であった（松田，2013；沖縄県総務部統計課，1941）。

3）第二次世界大戦後の混乱

第二次世界大戦中，1945年の沖縄戦では民間人と日米両軍と合わせた死者は約20万人と言われる犠牲者が出た（沖縄県援護課，1976)。沖縄戦直後の医師数は６名のみ，1946年でも沖縄全体で64名であった（沖縄県保健医療部，2017)。戦後５年経過した1950年時点でも医師数は131人で，医師不足の状態が続いていた（沖縄県保健医療部，2017)。壊滅的な環境の中でマラリアや結核の蔓延等深刻な問題があり，特に広大な海域に点在する離島は無医地区状態であった（松田，2013)。連合国軍最高司令官総司令部の公衆衛生福祉局長サムス准将は，1949年12月沖縄の衛生状況を視察した後，保健所の設置と性病撲滅を強調した。1947年９月新保健所法が国会を通過し，近代的概念に基づいた公衆衛生活動の拠点と組織が確立されることとなった。沖縄でも1951年12月から翌年８月までの間に沖縄本島に３保健所，宮古群島と八重山群島に各１ヵ所保健所が設置された（崎原，2001)。このような状況でも医療環境は厳しいままであった。照屋寛善医師（1920年～ 2004年）は「全住民に訴える～沖縄医療界の危機」として1950年10月18日に地元のヘラルド紙に以下を発表した(表１)。

4）公衆衛生看護婦駐在制度

戦後の深刻な状況下で，公衆衛生を担う重要な制度であったのが，1951年に導入された公衆衛生看護婦駐在制度である。1951年から1954年までの４年間に５回の養成講習会が実施

表１ 沖縄医療界の危機の４項目

① 医師の絶対数が少なく，医師の過労死が多いこと（５年間に13人死亡）
② 戦中戦後の医師の消耗に対して計画的な補充がなされていないこと
③ 医療制度そのものが欠陥だらけであること
④ 医療設備の不備

筆者作成

され，120名の公衆衛生看護婦が養成され，各保健所に配置された（崎原，2001）。保健所所属の公衆衛生看護婦（現在の保健師）が住民の身近な所に駐在し，担当地域のすべての住民を対象にして保健活動を行った。この駐在制度では，医療や交通事情の悪い沖縄県の広い海域の小さい島々にも公衆衛生看護婦が配置され，効果的な活動を推進する手段となっていた。駐在制は米国民政府の看護指導者の主導で琉球政府の公衆衛生活動体制として開始し，地域における保健婦活動は保健所の責務と位置づけられた。壊滅的な保健医療福祉環境の中でマラリア，フィラリア，結核等の公衆衛生上の問題も深刻な状況にあり，広大な海域に点在する多くの有人離島は無医地区状態であり，離島へき地においては保健医療の改善に向けて医療の補完的役割を担った（大嶺，2001）。

5）介輔（医介輔）制度

医師不足を補うため，米国統治下の中，米国民政府は，軍隊で衛生兵としての経験を有する者などの医療業務経験者に対して医師助手（Assistant Doctor）という名称を与えて医療業務に従事させた。その後1951年には，離島へき地限定の医師免許と言える医《い》介《かい》輔《ほ》（Medical Service Man）の資格審査を施行，126名の医介輔が誕生した。発令された布令によると，介輔とは，以下の表2の各号に該当する者である。

この布令によって「介輔」という身分法が成立した。一般的に「医介輔」と呼ばれているが，制度上の正式な名称は「介輔」である（国際協力事業団，2000)。ちなみに，沖縄における介輔の類似職は外国にも存在し，米国では医療助手（Assistant Medical Officer）と呼ばれ，地域における医師不足の解消に貢献している。医介輔であった親盛長明氏は自著の『ある医介輔の記録』で「家庭医として」，「プライマリ・ケア」，「24時間いつでも対応を求められる」，「やり甲斐のある仕事ができて幸せ」と自らを振り返って述べており，医介輔の仕事が，地域医療を守るゲートキーパーの役割を果たしていたことが窺える

表2 医介輔の要件

イ．資格のある医師の直接的監督及び指導の下に少なくとも1年間医療上の訓練を受けた者
ロ．応急手当，病人の介抱，軽疾患者の診療，軽少なる外科的処置並びに簡単な医薬品及び治療薬の投与並びに処方を含む訓練を受けた者
ハ．本布令発布当日まで引続き3か年間医師助手として従事していた者
ニ．本布令発布後は正当な資格を有する医師または保健所長の監督の下で利用せられる者

筆者作成

(親盛, 2010)。医介輔は, 離島医療に貢献したが, 資格には「一代限り」,「現地開業」などの条件があり, 2008年に医介輔の宮里善昌氏が廃業, 介輔制度は消滅した（琉球新報, 2008)。

6）医師養成の歴史

公衆衛生看護婦が医療を補完し, 医介輔が離島へき地医療を担うようになったが, 依然として医師不足が大きな社会問題となっていた。そこで, 沖縄県は優秀な高校卒業生を本土の医学部に送る留学制度を立ち上げ, 医師の確保を試みた。しかし, 留学した医学生が沖縄で十分な研修を受ける施設が無いこともあり, 沖縄に帰る率は, 1965年で44%と低い率であった。このころにハワイ太平洋軍司令部から派遣されたDr. Yamauchiは, 沖縄住民の劣悪な医療環境をみて, 医師育成のために, 臨床研修病院の設置, 医学図書館などを提案した。そこで, 琉球政府立として中部病院が旧具志川市に設立され, ハワイ大学から指導医を招き, 1967年に4人の日本人研修医を採用, 北米型の臨床研修制度が発足することとなった（遠藤, 2009)。

当時, 県内では十分な指導医が得られなかったため, ハワイ大学の協力により医師, 看護師, 検査技師等, 15名にもおよぶ指導者の派遣を受けることになった。折しも本土においてはインターン闘争のあと新たな卒後臨床制度がスタートしているが, 米国民政府施政権下にあり, 指導医を米国より招いたことが, その後の本院の研修プログラムと本土の研修プログラムとの違いを決定的なものにした。当初の研修の理念・目標は, 医療過疎県の現状を顧みて, 当然ながら専門医ではなく, 広い視野を持った，プライマリ・ケアの担える医師の養成であった。導入時の米国からの指導陣が役割を果たし，次第に病院側の指導スタッフが増加するとともに，ハワイ大学からの長期滞在のスタッフは1～2名と減少したが，年間12～15名にもおよぶ指導医が米国各地より短期コンサルタントとして来院，集中講義や研修の助言に当たり，グローバルスタンダードの医療を修得させるのに役立っている。当時まず必要とされた医師は，一次から三次までの急性疾患やcommon diseasesに的確に対応できる医師であり，少ない設備，医療従事者で医療を完結させなければならない離島医療機関で働く医師であった。研修も，内科・外科・産婦人科・小児科・麻酔科・救急科などの多科をローテーションしながら，初期研修医から救急医療に最前線で関わるものであった。北米型救急医療や総合診療を行う伝統はこのときから培われていたが，沖縄の地域医療のニーズに応えたものであったと考える（沖縄県立中部病院，「中部病院のあらまし」）。

研修開始から半世紀近く経ち，沖縄県立中部病院で研修を受けた医師は既に1,000名を超えている。研修終了後，半数以上の医師は沖縄の地域医療を支えている。また，国内外問わず活躍している医師も多い（安次，2016）。

2．離島の医療を守る

1）沖縄県の地理的特徴

沖縄県は南西諸島の島々（沖縄諸島・先島《さきしま》諸島・大東《だいとう》諸島）

から構成されており，面積は2,281 km^2 である。ほぼ全域が亜熱帯気候である。人口は約140万人，県民の約９割が沖縄本島に集中している。39の有人離島があり，最東端から最西端までは約1,000km，最北端から最南端までは約400km と広大な県域を持つ。宮古島と石垣島，久米島にはそれぞれ県立病院や公立病院が設置され，16島に県立診療所，４島に町村立診療所が設置されている。16の県立診療所と２つの町村立診療所においては，医師の配置は１人だけである（沖縄県, 2015）。16の県立診療所医師のほとんどは，沖縄県立中部病院や沖縄県立南部医療センター・こども医療センターの後期研修プログラムの一環として赴任している（沖縄県立中部病院, n.d.,「総合診療研修プログラム」）。

2） 離島の医療を守る～島医者養成プログラムについて～（本村ら，2018）

公衆衛生看護婦，医介輔によって主に支えられてきた離島保健医療だが，徐々に医師が赴任するようになった。1978（昭和53）年，自治医科大学（自治医大）１期生が誕生，自治医大卒業生研修プログラムが開始された。初期研修２年間→離島診療所単独診療２年間→専門研修１年間（本島）→離島診療所単独診療２年間→専門研修２年間（本島），計５年研修，４年離島診療所単独診療のプログラムとなっていた。その後, 1996(平成８）年には，自治医大卒業生研修プログラムとともに，プライマリ・ケア医コースが自治医大卒業生以外の研修プログラム（初期研修２年間→離島診療所単独診療１年間，計３年間）としても開始された。1989（平成元）年に医介補７名，韓国人医師４名が離島診療所を支えていた現状であったが，2015（平成27）年には16離島診療所すべてが沖縄県立中部病院の家庭医療後期研修プログラムの研修医か卒業生となった。

初期２年間の研修のみで卒後３年目にして離島診療所での単独診療を行うことに関しては，内科・小児科以外，特に超音波，内視鏡技術の習得，整形外科，皮膚科等離島で高いニーズのある専門科の研修に関して不十分ではないかとの議論があり，1999（平成11）年から，自治医大卒業生研修プログラム（研修期間の身分が県の正職員として確保されているために変更しやすかったので）が３年間研修後に卒後４年目で離島診療所単独診療に，自治医大卒業生以外の研修プログラムは県の予算を確保した2004（平成16）年から３年間研修後に卒後４年目で離島診療所単独診療のプログラムとなった。2008（平成18）年には家庭医療学会（現在は日本プライマリ・ケア連合学会）認定となった 。

2018（平成30）年からは，日本専門医機構による専攻医教育プログラムの一つとして総合診療専門研修プログラムが開始となった。当院のプログラムは，日本プライマリ・ケア連合学会認定の家庭医療専門研修プログラムを引き継ぐ形で，「島医者養成プログラム」として専攻医教育を行っている。

自治医大卒業生は1978年から当院で研修，離島赴任した医師は60名以上である。当院のプライマリ・ケア医コースは1996年（自治医大卒業生以外）からのプログラム修了者は40名以上である。

(1) 一人離島診療所での勤務を行うまで

後期研修1年目では病院内研修（総合内科，内科各科，小児科，外科，産婦人科，救急，整形外科，皮膚科など）10ヵ月，院外研修2ヵ月（地域基幹病院〔宮古・八重山病院など〕研修，離島診療所研修，県外で地域医療を積極的に行っている施設での研修〔北部東京家庭医療学・揖斐北西部地域医療・北海道家庭医療学センターなど〕）を行っている。特に離島診療所研修は，後期研修2年目での単独診療が可能かどうか離島診療所医師に評価を行う重要な研修になっている。

16離島診療所すべてが一人診療所であり，1年を通して勤務できる医師は，その臨床能力のみならず，健康状態，医師の家族の状況，モチベーション，離島住民との関係など様々な問題をクリアしている医師となる。赴任後に一人診療所での勤務が安全でないと判断された場合は，迅速に代診医を派遣するシステムとなっている。どこの島に赴任するかについては，次期赴任予定の研修医と県の担当者とプログラム責任者で決定している。研修医の希望はもちろんだが，16離島診療所の特性（島の規模，外来患者数，緊急コールの数，基幹病院へのアクセス，ヘリコプター搬送での距離，自治体の協力体制など）と研修医の特性を鑑みたうえ，数回の面談を持って決定する。1年間の継続勤務が難しい状況になると，年度途中で代診を探すこと自体に大きな困難を伴うため，ここでの決定は非常に慎重な決定となる。

(2) 一人離島診療所での勤務の中でのサポート

実際の島での診療は，１人で判断しなければならないことばかりではあるが，１人で判断が難しいケースも当然ある。指導医への相談体制について説明したい。

①インターネットを用いたコンサルテーションシステム
(ファーストクラス)

1995年からファーストクラスというソフトを用いたインターネット上でのコンサルテーションシステムが活用されている。もっとも活用されているのが，整形外科，皮膚科で，レントゲン写真，皮膚の所見などをデジタルカメラで撮影し，相談，当院の整形外科，皮膚科専門医がボランティアで回答するというものである（図１)。その他，文字情報だけのコンサルテーションも行われている。離島診療所運営や日々の出来事など多くの話題がこのソフトを用いてやり取りされ，１年間で約1,000件の情報交換がなされている。

②テレビ会議システム

テレビ会議システムもあり，初期研修医向けの講義（コアレクチャー）が離島にも配信されており，１年間で約100回の配信がある。家庭医療を特徴付ける指導については，テレビ会議システム，Facebook，Google，Skypeを用いて下記が行われている。

ポートフォリオ勉強会は月に１回，プライマリ・ケア連合学会専門医認定の要件のポートフォリオの作成についての勉強会

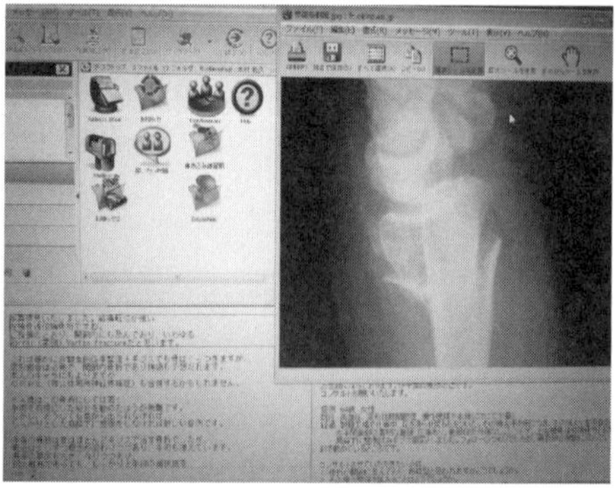

図１　整形外科へのコンサルテーション

が開催されている。

また，離島診療所医師との振り返りについても，テレビ会議システムを使っている。各離島に赴任している医師を２～３人のグループに分け，定期的に指導医と，「できたこと」，「できなかったこと・失敗」，「感情」，「next step」の４項目での振り返りを行っている。その中で診療所医師による学習ニーズの違いに合わせた指導を行っている。医学的な問題に関するニーズが高い場合や，離島診療所医師の感情に焦点を当てた方がよい場合，また専門医試験に必要なポートフォリオ作成指導が重要な場合など，離島診療所医師によってニーズの違いがある。ポートフォリオ作成に関しては，離島医師が作成したものをクラウド共有，指導医が添削を行っている。

また，月に１回開催されている臨床研究勉強会があり，「ヘリ搬送は医学的適応だけなのか？　『ヘリ搬送は島医者が決める』の検討」というリサーチが行われている。

③ 代診システム

沖縄県立中部病院に地域医療科という代診を多く行う医師グループがあり，離島診療所医師は少なくとも２週間の研修目的での島外研修を受けることができる。その他，離島診療所医師の休暇や会議出席については，県立病院勤務医が持ち回りで代診に当たっている。さらに地域医療振興協会が請け負う，離島・へき地ドクターバンク等支援事業においても代診医の派遣を行っている。島に１人しかいない離島診療所医師は，休日，夜間の救急診療も任されているため，休日，夜間に島外へ出る場合は，代診を頼むことになり，代診日数も多くなる。研修，休暇を含めた16離島診療所すべての代診日数はのべ400日前後である。

離島診療所医師が健康上の問題(主に医師本人からの申し出)や業務遂行に問題（離島住民のからの申し出など）が生じた場合，速やかに県の離島診療所担当医師が医師本人に事情を聞き，対策を立てることになる。また，離島医師の超過勤務が増加したことで，時間外のいわゆるコンビニ受診の増加が分かった離島のケースでは，離島医師の休暇を確保しつつ，離島の村役場と県の担当者（地域医療科医師，基幹病院管理者など）が協議，島民への時間内受診の周知徹底が図られたこともあった。

④ 離島診療所勤務後の進路について

離島診療所の継続勤務年数は２～４年が一般的である。その後の進路は，各専門領域のスペシャリストを目指す医師や，大

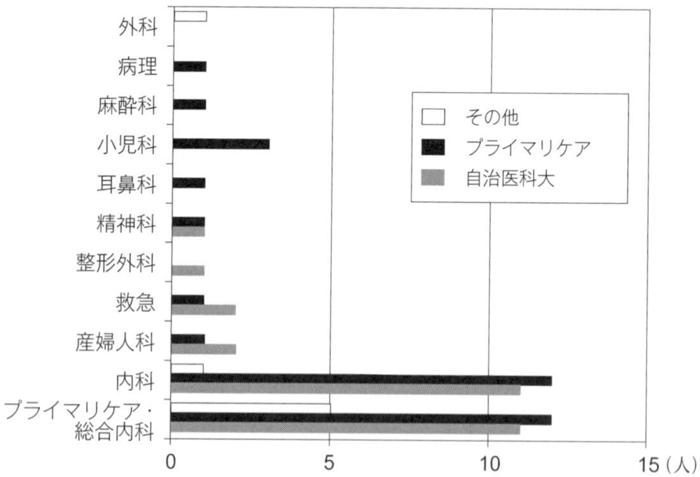

筆者作成

図２　1996（平成８）年以降の当院プライマリ・ケアコース研修医の進路

学院などアカデミックなキャリアを積む医師など様々であるが，近年は，プライマリ・ケア，家庭医療といった総合診療系に進む医師が増えている（図２）。沖縄県にとどまる割合は，自治医大卒業生の高い残留率（90％以上沖縄に残っている）もあり，全体でも50％以上となっている。

(3) 今後の展開について

歴史的に，後期研修医教育を行いながら，離島診療所医師の人材確保を行ってきた沖縄県立中部病院のプログラムであるが，今後は新しい専門医制度下での総合診療専門医の要件を満たすものとして適合させる必要がある。総合診療専門医に期待される役割の一つとして，へき地離島といった場所での地域医療への貢献があると思っており，今後もこのプログラムの教育体制を充実させることで，離島住民が安心して島で生活できる医療体制を維持発展させていきたいと考えている。

2018年度から総合診療専門医制度が開始となった。沖縄県立中部病院におけるプログラムは，いままでの家庭医療専門医プログラムを踏襲し，専攻医１年目，２年目で主に病院での研修を行い，３年目で離島診療所に単独で赴任することになる。離島診療所で単独診療を行うためには，内科，救急，小児科の他に，整形外科，外科，産婦人科，皮膚科など多科ローテーションを行い，島の医療ニーズに合わせた医療技術の習得を行っている。また，単独診療前の４週間程度，離島診療所医師と一緒に研修を行う期間を設けており，離島で実際に何が必要かを実体験することもできる。その後，専攻医という研修中の医師が離島診療所で単独診療することになるが，沖縄県立中部病院の指導医は週１回のWeb会議による振り返りや３ヵ月に１回の直接訪問での指導などを行っている。

このプログラムがないと沖縄県立の離島診療所の人材確保が困難になるが，いままで人材確保ができたのは，島医者として働くことの魅力，公衆衛生看護婦や医介輔といった先人たちの努力，沖縄県における医師養成の取り組みがあってこその結果と考えている。総合診療医の教育にさらに力を入れ，魅力的な総合診療研修プログラムとし，今後も総合診療医をしっかりと確保する必要がある。また，研修プログラムを修了した医師が国内外を問わず活躍している現状からは，離島診療所での経験がさらに総合診療の幅を広げるものになると思っている。

島で唯一人の医師として行う離島診療所での診療は，総合診療医の専門性の中で発揮されるものである。多様な疾患に対応するだけでなく，家族の健康問題や地域の保健医療にも関わるため，総合診療医の学問的背景となる家庭医療学的アプローチ（Freeman，2016）を学び実践する必要がある。

離島診療所においては，看護師，保健師，行政の保健医療担当者などの連携の中で仕事を行うため，多職種連携が特に重要となる。沖縄県立の離島診療所は島に必要不可欠な医療を提供する唯一の医療機関であり，今後もその重要性は変わらない。

離島へき地での医師確保対策として，医師研修と離島へき地勤務を一体化する方法論は有用であることが，沖縄県の研修プログラムが証明していると思うが，いままで人材確保ができたのは，島医者として働くことの魅力，公衆衛生看護婦や医介輔といった先人たちの努力，沖縄県における医師養成の取り組みがあってこその結果と考えている。他の地域での応用可能性は十分にあると思うが，専攻医を育てることができる確固たる教育システムの構築が鍵であろう。

参考文献

新垣敏雄（2000）「沖縄医生教習所碑再建について」『日本医史学雑誌』46（4）：662-669

稲福盛輝（1998）『沖縄医学史　近世・近代編』若夏社

遠藤和郎（2009）「沖縄の医師不足にどう対応するか？」『沖縄県医師会報』45（7）＜ http://www.okinawa.med.or. jp/old201402/activities/kaiho/kaiho_data/2009/200907/034.html ＞ 2019 年 1 月 7 日アクセス

大嶺千枝子（2001）「占領期に行われた保健婦駐在の制度比較に関する史的考察」『沖縄県立看護大学紀要』（2）：108-116

沖縄県（2015）『離島関係資料（平成 27 年 1 月）』＜ http://www.pref.okinawa.jp/site/kikaku/chiikirito/ritoshinko/documents/chapter1h27.pdf ＞ 2019 年 1 月 7 日アクセス

沖縄県援護課発表（1976 年 3 月）＜ http://www.peace-museum.pref.okinawa.jp/heiwagakusyu/kyozai/qa/q2.html ＞ 2019 年 1 月 7 日アクセス

沖縄県総務部統計課編（1941）『沖縄県統計書　昭和 13 年 第 4 編　警察及衛生之部』沖縄県総務部統計課沖縄県立中部病院（n.d.）「中部病院のあらまし：沖縄県立中部病院における卒後臨床研修」＜ https://chubuweb.hosp.pref.okinawa. jp/unihawaii/cat945/003358.html ＞ 2019 年 1 月 7 日アクセス

沖縄県保健医療部（2017）『平成 27 年衛生統計年報（衛生統計編）』＜ http://www.pref.okinawa.jp/site/hoken/ iryoseisaku/kikaku/toukei/vs/h27/documents/ h27eiseitoukei.pdf ＞ 2019 年 1 月 7 日アクセス

沖縄県立中部病院（n.d.）「総合診療研修プログラム」＜ https://chubuweb.hosp.pref.okinawa.jp/unihawaii/ program_pri.pdf ＞ 2019 年 1 月 7 日アクセス

親盛長明（2010）『ある医介輔の記録』南山舎株式会社金城清松（1963）『琉球の種痘』琉球史料研究会

国際協力事業団国際協力総合研修所（2000）『援助手法調査研究 沖縄の地域保健医療における開発経験と途上国への適用 報告書』＜ http://open_jicareport.jica.go.jp/pdf/11587102.pdf ＞ 2019 年 1 月 7 日アク

セス

崎原盛造（2001）「戦後沖縄における地域保健 50 年の経験」『日本民族衛生学会』67（Appendix）：22-28

照屋寛善（2000）『戦後沖縄の医療　私の歩んだ道から』メヂカルフレンド社

松田ヒロ子（2013）「近代沖縄の医療と台湾：沖縄県出身者の植民地医学校への進学」『移民研究』（9）：97- 122

本村和久ら（2018）「第 6 部　総合診療医の活動に関するモデルとなる事例集 沖縄県における総合診療医の『島医者』としての活動」『2017 年 厚生労働科学研究費補助金　行政政策研究分野　厚生労働科学特別研究「総合診療が地域医療における専門医や他職種連携等に与える効果についての研究 報告書」＜ https://mhlw-grants.niph.go.jp/niph/search/NIDD00.do?resrchNum=201706032A ＞ 2019 年 1 月 7 日アクセス

安次嶺馨（2016）『良医の水脈 ～沖縄県立中部病院の群像』有限会社ボーダーインク

琉球新報（2008 年 11 月 19 日）

Freeman TR（2016）*McWhinney's Textbook of Family Medicine.* Oxford Univ Press.

Masao M *et al.*（2014）“A History of the University of Hawai'i Postgraduate Medical Education Program at Okinawa Chubu Hospital, 1966-2012,” *Hawai'i Journal of Medicine & Public Health.* 73（6）：191- 194

第３章
都市部で地域包括ケアを展開する

大島 民旗[1)]

1）公益財団法人 淀川勤労者厚生協会附属西淀病院

1．当院の背景とポジショニング

1）大阪市という都市の特徴と抱える問題

大阪市は，西は大阪湾に面し，南は大和川，北は神崎川を隔てて他市に連なり，大阪平野の要地を占め，近畿地方の海陸交通の要衝をなしている。

「水の都」の名にふさわしく，大小多数の河川が市内を縦横に貫流しているが，その根幹をなす淀川は琵琶湖に源を発し，水量が豊かである。大阪平野は，淀川などの土砂が堆積してできた低地のため，市域の約 90％が降った雨水をポンプで川や海に排水しなければならない，雨に弱い地形となっており，昔から度々，高潮・河川氾濫等の水害に見舞われている。

人口は全国政令指定都市の中で横浜市に次いで２番目に多

く，人口密度は1位と取りも直さず「ごちゃごちゃした都市」である。

その中で当院のある西淀川区は，地名に「姫島」「御幣島」「竹島」など「島」がつくものが多く，もともとは島だったところが淀川からの堆積によってできた土地であることを示している。2017年11月時点の人口は9万5538人，総世帯数は4万4067世帯。1990年代以降大工場などの移転に伴う再開発などでマンション建設などが進み，人口は一貫して増加してきた。大阪の中心部「キタ」へのアクセスが良いことも特徴である。一方で大気汚染による公害地域に指定されていた歴史もあり，現在でも呼吸器疾患を抱える患者さんは多い。今後の人口動態は都市部の特徴として高齢者人口の増加が顕著である。

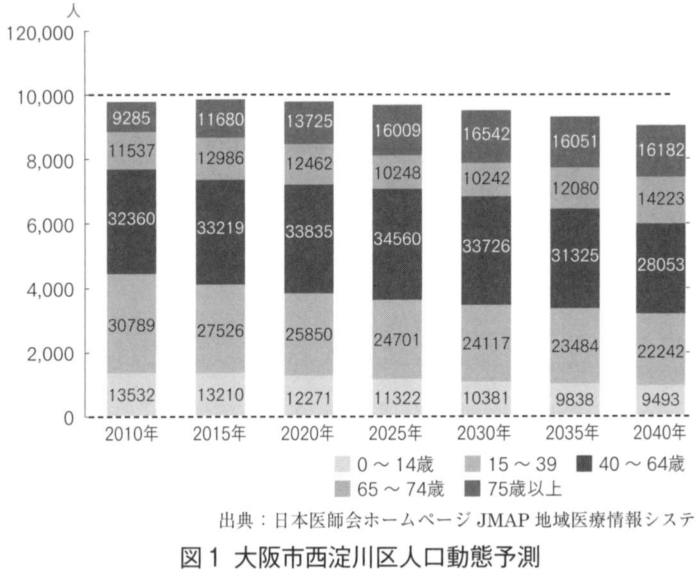

出典：日本医師会ホームページ JMAP 地域医療情報システム

図1 大阪市西淀川区人口動態予測

2015年の高齢化率（65歳以上人口割合）は24.5%と全国平均とほぼ同じであるが，今後人口全体は減少し続けるにもかかわらず，65歳以上，75歳以上人口とも実数が増え続ける予想となっている（図1）。区民の健康状態の指標である標準化死亡比を参考にすると，大阪市全体に言えることではあるが，2008～2012（平成20～24）年の調査で男性114.1，女性105.3と全国平均（100）より高く（早く亡くなりやすい），特に当区は肝疾患による死亡が男性192.1，女性168.9と恐らくアルコール摂取による健康問題が他の行政区に比べて多いのが特徴と言える。

2）当院の立ち位置

当院は大阪市西北部に位置する218床のケアミックス型病院で，一般病棟2病棟108床（7対1入院基本料），地域包括ケア病棟54床，回復期リハビリテーション病棟56床で病棟医療を構成している。218床という病床規模は厚生労働省の過去の定義では中病院に該当するが（厚生労働省，2006），当病院の半径5kmには病床規模500床以上の大規模DPC病院が4つもあるなど林立している状況で，地域における役割としてはむしろ小病院に近いと考えている。また機能的にも循環器分野のインターベンション，外科の開腹手術といった侵襲的医療は行っておらず，低侵襲度の診療が中心となる。厚生労働省は，2025年（令和7年）を目途に，高齢者の尊厳の保持と自立生活の支援の目的のもとで，可能な限り住み慣れた地域で，自分らしい暮らしを人生の最期まで続けることができるよう，

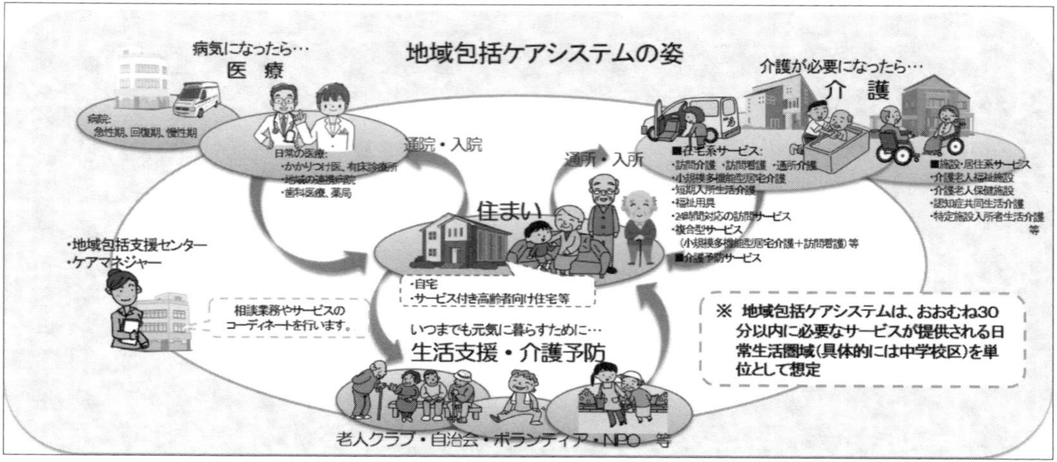

出典：厚生労働省ホームページ

図２　地域包括ケアシステムの姿

地域の包括的な支援・サービス提供体制（地域包括ケアシステム）の構築を推進することを提示している（図2）。この中での当院のような病院の役割は，患者住民の自宅や高齢者施設と急性期病院をつなぐ，日常の医療を提供する「連携病院」として，いわゆるサブアキュート，ポストアキュート機能を果たすことが求められている。

3）当院での医師確保と養成の方向性

筆者はもともと呼吸器内科を専門にしていたが，訳あって2003年に家庭医療にシフトした。その後日本プライマリ・ケア連合学会認定医・指導医を取得し，2006年よりファミリークリニックなごみ（大阪市淀川区）の院長に就任し，家庭医療後期研修プログラムの運営と家庭医療専門医の育成に携わった。その後2012年からは大阪家庭医療センターを設立し，センター長とプログラム責任者を担っている。その後2013年より当院病院長となり，地域包括ケア時代の「連携病院」のモデルとなるべく活動を行ってきた。2018年12月現在，当センターの後期研修プログラムを修了して家庭医療専門医になった医師は8名，現在当センターに所属して指導医・スタッフ医師・専攻医として働いている医師は合わせて13名で，そのうち筆者以外に4名の家庭医療専門医が西淀病院に軸足を置いて活動している。また，もともと総合内科専門を取得しており，特に臓器別の専門分野を決めず「総合内科」として働く医師も家庭医と協力して診療を行っており，病院の中では「地域総合内科」というグループとして活動している。全体的に幅広い診

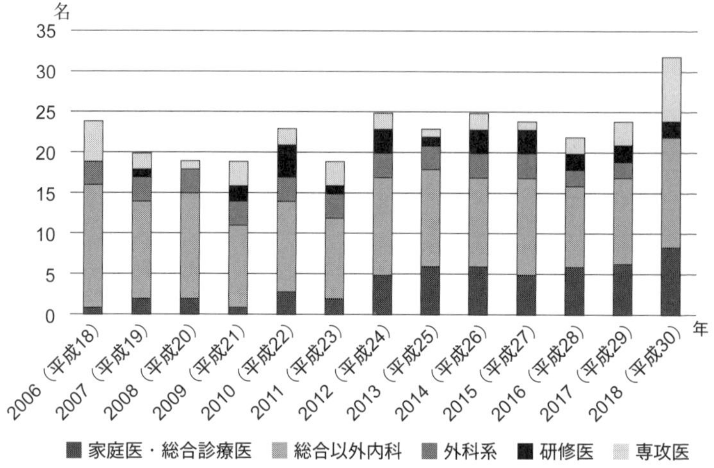

筆者作成

図３　当院常勤医師体制推移

療を特徴とする医師（Generalist）は増加傾向である（図３）。

日本専門医機構の整備基準にもあるように，総合診療医に求められるコンピテンシーとして①包括的統合アプローチ，②一般的な健康問題に対する診療能力，③患者中心の医療・ケア，④連携重視のマネジメント，⑤地域包括ケアを含む地域志向アプローチ，⑥公益に資する職業規範，⑦多様な診療の場に対応する能力，が挙げられている。これを意識し堅実に実践を目指す家庭医・総合診療医は，自分の専門分野以外の患者「でも」診る，地域活動「も」する医師ではなく，自分の専門分野として患者「を」診る，地域活動「を」する医師という点で大きな違いがある。

そのようなGeneralistの医師確保を柱に，病院長就任以来取り組んだ活動は，①プライマリ・ケア機能を果たす総合外来の開設と展開，②高齢者診療に強い病院づくり，③地域住民の健康づくりへの寄与，に大きく分けられる。それぞれの内容と成果について解説する。

2．家庭医機能を持った外来「総合外来」の開設と展開

1）開設までの経緯

日本のように総合診療医でない領域別専門医が地域で開業する形態が主流となっている状況は，一人の患者の複数科受診が珍しくない。そのことは患者がある症状をもって受診した際に，「うちの科ではない」現象を生み，いわゆるたらい回し，医療費の無駄，診断・治療の遅延につながる可能性がある。患者が何らかの症状を有した時にファーストタッチの「まずかかる科」としての総合医療医の役割は今後も増していくことと思われる。当院はこれまで内科二次救急告示病院として救急搬送受け入れと，内科救急外来としての初診受け入れの役割を担ってきたが，家庭医療専門医が一定配属されたことを機に，「内科」という名称をあえてはずし（標榜科は内科だが），「総合外来」として内科に限らず広く患者の訴えに対応する外来を 2013 年 5 月に開設した。診療体制は，午前は救急対応医師 1 名とウォークイン対応医師 2 名，午後は救急対応医師 1 名とウォークイン対応医師 1 名を配置した。ウォークイン対応医師のうち 1 名は極力日本プライマリ・ケア連合学会認定医，日

本プライマリ・ケア連合学会認定家庭医療専門医が診療を行った。

2）総合外来開設後の経過と現状

受診者数は開設以来インフルエンザの流行の規模の違いによる波はあるが，外来患者数は2013年から2018年にかけて徐々に増加傾向となっている（図4）。全国的には外来患者数は減少傾向となっていることが明らかとなっており，当院のような幅広い訴えに対応することを強みとすることにより，潜在的な受診のニーズを掘り起こしている可能性が示唆される。

では，実際にどのような訴えに対応しているのか，インフルエンザ非流行期である2016年10月に当院総合外来を受診した患者の訴えをカルテ記載をもとに上位3つまで調査した。これをプライマリ・ケアのセッティングで有用とされている，愁訴や病名，診療行為についての世界共通のコード分類であるプライマリ・ケア国際分類（International Classi- fication of Primary Care：ICPC）- 2（WONCA, 2005）に沿って分類した。それによると内科的な訴え（ICPC-2のA〔全身及び部位が特定できない〕，B〔血液〕，D〔消化器〕，K〔循環器〕，N〔神経〕，R〔呼吸器〕，T〔内分泌，代謝，栄養〕）に該当するものが全体の82.0%であったが，それ以外のL〔筋骨格〕，U〔泌尿器〕，S〔皮膚〕，P〔心理，精神〕などの訴えに対してもある程度の割合で対応していることが明らかとなった（図5）。

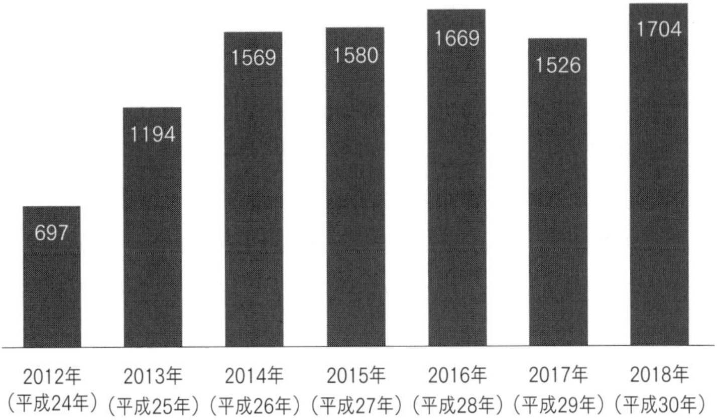

筆者作成

図4　当院総合外来患者数推移

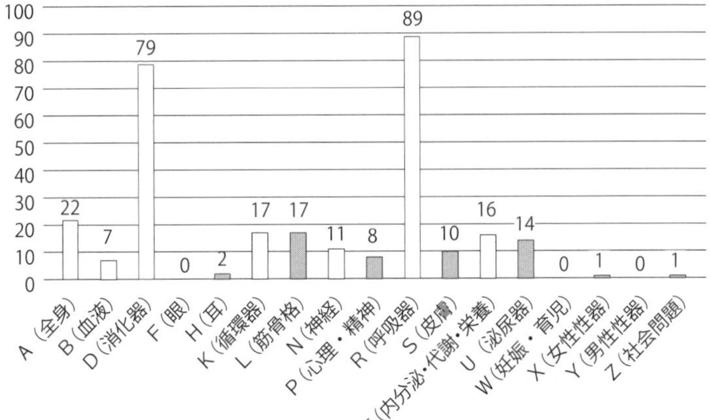

筆者作成

図5 当院総合外来受診者の愁訴分析
（内科的愁訴を白抜き，それ以外の愁訴を灰色で表示）

3．高齢者診療に強い病院づくり

1）当院のポジショニングから導き出された「高齢者診療に強い病院」

当院のような中小規模病院のポジショニングとして，特定の専門分野をアピールすることはあまり意味がない。周囲にもっと豊富な人員で，より専門的な医療を展開しているところはいくらでもある。

日本は今後人口減少に向かっていくことが予測されているが，都市部では当分高齢者人口が著しく増加することが予想されている（表1）。当病院のある大阪市西淀川区も，介護需要はもちろんのこと，医療需要も2025年に向け漸増し，2040年までほぼ減らないことが予想されている（図6）。入院医療においても高齢者の占める割合は今後ますます増加することが予想され，高齢者が入院した時に発生しやすいせん妄や廃用症候群の予防，ポリファーマシーへの介入，アドバンス・ケア・プラニング（Advance Care Planning，以下ACPと略：将来に備えて患者・家族とケア全体の目標・治療について話し合う過程）の普及などは，患者の療養上の満足度や転帰に関わるのみならず，医療費の過剰な増加を防ぐうえでも重要性を増していくものである。そこで当院は2014年度より「高齢者診療に強い病院」を方針として掲げ，上記の活動を行ってきた。

2）高齢者委員会を中心とした活動

2014年3月より病院長が委員長になり多職種型の高齢者委

表１　今後急速に高齢化が進む都市部：都道府県別の高齢者（75 歳以上）人口の推移

	2010年時点の高齢者人口（万人）	2025年時点の高齢者人口（万人）	増加数（万人）	増加率	順位
埼玉県	58.9	117.7	58.8	＋ 100％	1
千葉県	56.3	108.2	52.0	＋ 92％	2
神奈川県	79.4	148.5	69.2	＋ 87％	3
大阪府	84.3	152.8	68.5	＋ 81％	4
愛知県	66.0	116.6	50.6	＋ 77％	5
（東京都）	123.4	197.7	74.3	＋ 60％	（8）
岩手県	19.3	23.4	4.1	＋ 21％	43
秋田県	17.5	20.5	3.0	＋ 17％	44
鹿児島県	25.4	29.5	4.1	＋ 16％	45
島根県	11.9	13.7	1.8	＋ 15％	46
山形県	18.1	20.7	2.6	＋ 14％	47
全国	1,419.4	2,178.6	759.2	＋ 53％	

出典：国立社会保障・人口問題研究所

「日本の都道府県別将来設計（平成19年５月推計）について」

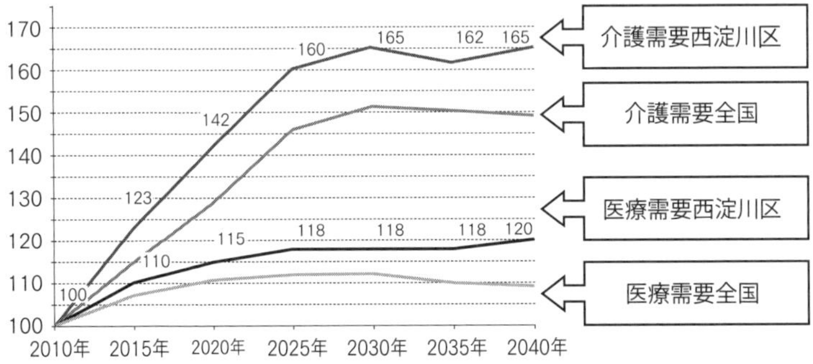

出典：日本医師会ホームページ JMAP 地域医療情報システム

図６ 大阪市西淀川区医療介護需要予測

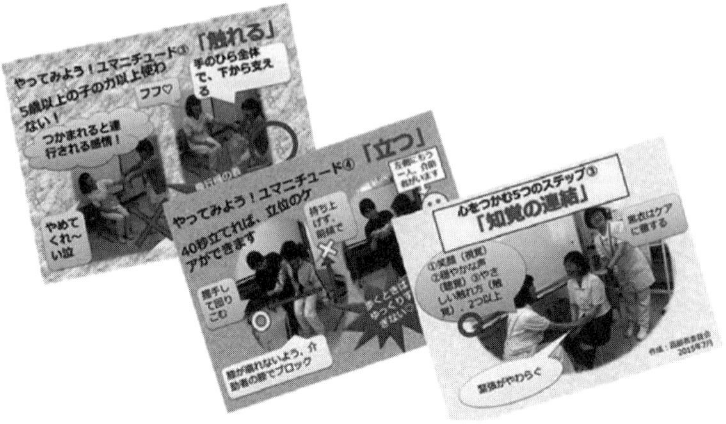

※被写体はすべて職員

図7　ユマニチュード啓発ポスター

員会を立ち上げた。月１回定例会議を行い，その中で高齢認知症患者に対する接し方を体系化した「ユマニチュード」（マレスコッティ・ジネスト，2014）の学習を行った。そしてその内容を病棟，外来などの患者と接する場面で生かせるように月１回計８号のユマニチュード紹介ポスター作製を行い（図7），並行して外部講師を招聘しての講演会を開催した。以降は毎年新入職員のオリエンテーション時に医師・看護師だけでなく事務職員も含めた全新入職員対象のユマニチュード講習会を開催し，職員全体のスキルアップを図っている。

3）せん妄予防の介入

入院患者のせん妄発症予防にInouyeらが開発したHELP（Hospital Ender Life Program）（Inouye *et al.*,2000）の内

容を参考に，当院で実施可能な内容を検討し，70 歳以上の重症者，意識障害者でない患者に対して７つの介入項目を設定した。７つの介入項目は，①「せん妄の予防と対策について」のパンフレットを患者・家族に渡し説明を行う，②眼鏡・義歯・補聴器の持参と着用を促す，③睡眠への援助：睡眠状況の観察を行い，日中の覚醒を促す，④レクリエーションの支援：アクティビティ，⑤見当識をつける（リアリティーオリエンテーション），⑥夜間持続点滴中止：転倒予防のため夜間のルート類を最小限にする，⑦ ADL 低下予防・早期リハビリオーダー（リハビリテーション科による医師への働きかけ），とした。

高齢者にはポリファーマシー（５剤以上の薬剤使用）が多く，ポリファーマシーによって不適切となる可能性のある薬物使用（Potentially inappropriate medications，以下 PIM と略）がもたらされ，薬物有害事象（Adverse drug event，以下 ADE と略）が増加することが知られている。当院の日本プライマリ・ケア連合学会指導医と薬剤師が協力し，薬剤師が患者または家族に面談を実施した患者について，下記の減量・中止基準に基づいて薬剤継続服用の必要性について主治医に情報提供し，その後の医師による処方変更の有無を確認した。減量・中止情報提供基準は以下の通りとした：①疾病・病態によらず一般に使用を避けることが望ましい薬剤（スルピリド，第一世代抗ヒスタミン薬など），②特定の疾病・病態において使用を避けることが望ましい薬剤（糖尿病でのクエチアピンなど），③アドヒアランス不良，もしくは処方目的不明な薬剤。

上記の介入を行った後，2015 年 10 月～ 11 月（介入前）

と2016年10月～11月（介入後）について西淀病院を退院した65歳以上の患者を対象として比較したところ，入院時と退院時の比較では介入前群では退院時のほうが処方薬剤数が増えていたのに対し，介入後群では変化がなく（p=0.004），介入によって有害な薬剤の処方が抑制されたことが示唆された。またPIMの処方数は介入後群で入院時よりも退院時のほうがより減る傾向にあった（p=0.006）（表2）。

以上に述べた高齢者に対する取り組み全体の評価として，2013年1月～6月と2017年3月～7月の期間，高齢入院患者のせん妄発生率，入院日数を比較した。せん妄発生率については，① 70歳以上，②意識障害や人工呼吸など重症でない，③クリニカルパスなどで48時間以内に退院する患者でない，患者を対象に，2013年に実施した先行調査時と，2017年の介入後調査を比較したところ，せん妄発生率が14％から9％に低下した。同時期に測定した転倒発生率は11％から13％と低下しなかったが，両期間中の転倒発生報告方法が紙媒体から電子媒体へと簡素化されており，そのことが転倒発生率に影響した可能性があった。またせん妄発生患者は入院日数が長く，転倒発生率も高い傾向にあることも明らかとなり，せん妄発生予防の取り組みが患者の診療の質の向上，医療費の削減にもつながる可能性が示唆された（表3）。

4）ACPの推進

高齢者の入院患者の割合が増えるにつれ，人生の終末期をどのように迎えるかはより切実な問題となっている。本来なら患

表2 高齢者のポリファーマシー介入前後の変化

	介入前群	介入後群	
性別（男／女）	144 / 186	165 / 222	NS
平均年齢（歳）	79.8	80.6	NS
入院期間中央値（日）	21	20	NS
入院時の薬剤数	6.72	6.49	
入院中の薬剤数変化	＋0.38	－0.01	p=0.004
入院時 PIM あり	164（50％）	202（52％）	
入院時 PIM 数	1.68	1.74	
入院中の PIM 減少	－0.16	－0.30	p=0.006

※NS＝Not Significant
筆者作成

表3 せん妄・転倒発生率の変化

	先行調査（2013年1月28日～6月30日）	介入後調査（2017年3月27日～7月31日）
患者数	751	518
男／女	333 / 418（44.3％）	236 / 281（45.5％）
平均年齢（歳）	80.7	81.4
せん妄発生率	14％	9％
平均在院日数	21.0	16.3
せん妄発生患者平均入院日数	24.5	29.3
転倒発生率	11％	13％
せん妄患者転倒発生率	19％	33％

筆者作成

者が家族や周囲の人と自分の迎えたい最期について話し合う機会を推進するのはかかりつけ医の役割であるが，まだまだそうした試みは緒に就いたところと言える。当院では入院という人生を考える大きなイベントの際に，ACP を進めることを目指していくこととした。そのきっかけとなるように，2017 年 6 月 16 日に外部講師として川口篤也氏（函館陵北病院・総合診療科）を招き ACP ワークショップを開催した。参加者は 60 名で，ACP の在り方についてロールプレイを交え，有意義な研修となった。また病院内で月 1 回定期的に全職種参加型の臨床倫理カンファレンスを開催している。カンファレンスには「医学的適応」，「患者の意向」，「QOL」，「周囲の状況」をバランスよく検討できる Jonsen らの提唱した臨床倫理 4 分割表を用いた（Jonsen, Siegler and Winslade, 1992）。そのカンファレンスの司会を家庭医療専門医もしくは家庭医療後期研修中の専攻医が担い，病院職員の終末期医療に対する考え方を醸成するようにした。

実際に当院に入院した死亡退院となった患者について調査したところ，2017 年 8 月～ 12 月にかけて 71 名が入院中に死亡していたが，そのうち 75 歳以上の患者 58 名においては 52 名（90.0％）の患者で，患者本人もしくはご家族から心肺停止発生前に心肺停止時の方針が確認されていた。その中で 100％の方が挿管人工呼吸，心臓マッサージといった救命処置を希望されず，DNAR（Do not Attempt Resuscitation）の方針となっていた。死亡前に心肺蘇生処置を施行された患者は 8 名で，うち ACP が不明なために心肺蘇生処置を施行した患者が 6 名であった。もちろん中には苦痛があっても心肺蘇生処置を希望される方があってもおかしくないが，事前に意思確認を行うことによって，患者の希望しない心肺蘇生を差し控えることができると思われた。今後は単に心肺蘇生を行うかどうかのみではなく，もう少し広い意味で，人工栄養についての希望や人生の最期を迎える場所についてなども対話ができるような，病院としての文化を醸成していきたいと考えている。

4．地域の健康づくりへの寄与

1）HPH 活動への参加と実践

もともと当院は地域での健康講座や近隣のスーパーマーケット前での血圧チェックなど，病院外の地域での健康づくり活動は行っていたが，それをさらに確かにする意味もあって，2014 年に WHO（世界保健機構）が推進する HPH（Health Promoting Hospitals & Health Services）ネットワークに加盟した。このことにより病院内に HPH 委員会が組織され，毎年開かれる HPH 国際カンファレンスに少なくとも一つの活動報告を演題として発表する必要が生じ，従来より目的意識的に職員・患者・地域に対する健康増進活動が全職員的な課題として活動するようになった。

2）喫煙防止・禁煙推進活動の推進

タバコは疾病予防の関係でも極めて重要なリスクファクターである。家庭医療専門医や専攻医が複数在籍していることから，これまでの病院内の禁煙対策チームから，家庭医がコアメンバーとなり ATB（あかん，タバコ，撲滅）チームに改組し，病院内で禁煙活動に関わるコメディカルスタッフを増やし病院全体で禁煙推進活動を進めることを意識した。禁煙推進学術

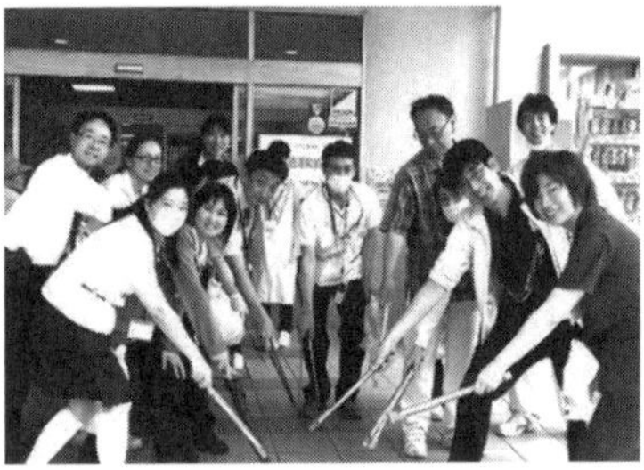

図8 スワンスワンの日の
ポイ捨てたばこ拾い活動

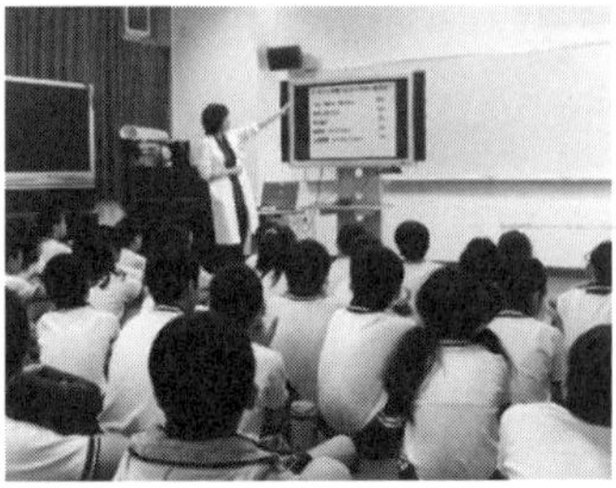

図9　小学校での防煙教室

ネットワークが推進する毎月22日（数字の2が白鳥の形に似ていることから，「スワンスワン（吸わん吸わん）」＝「禁煙の日」）に，病院周辺のポイ捨てタバコ回収活動を開始し，現在も月に1回定期的に行っている（図8）。

また地域に対する働きかけとして，従来から行っていた住民対象の禁煙教室の開催や禁煙外来の活動に加え，ニコチン依存症になってからの治療よりは，そもそも喫煙を始めないことがより根源的なアプローチであると考え，小学生対象の防煙教室開催を申し入れた。2012年U小学校養護教諭や学校医の協力を得ることができ，第1回喫煙防止教室を実施した。対象は高学年生とその保護者とし，講義内容は「タバコの害」について（有害物質や受動喫煙，依存症など）の知識面のアプローチと，タバコを吸おうと誘われた時の断り方をグループでロールプレイングする2部構成とした。2012年以降は年に1校ずつの実施で経過したが，西淀川区保健福祉センター，西淀川区医師会に報告したこともあり，2016年からは西淀川区役所や西淀川区医師会のバックアップを得られるようになった。西淀川区のホームページに喫煙防止教室の活動を掲載してもらい，公立小学校から直接当院に開催申し込みを依頼できる案内も表示し，学校保健協議会や学校校長会議で喫煙防止教室開催の広報活動を行うことで，多くの方にこの取り組みを知ってもらうことにつながり，開催校が増えることとなった。2016年度は小学校西淀川区６校・淀川区３校に喫煙防止教室を実施し，2017年度は西淀川区７校・他区他市３校，2018年度は11校・他区他市４校に開催することができ，年々広がりを見せている(図9)。

国民全体の喫煙率は年々低下傾向にあるが，私たちが行った防煙教室の事前アンケート結果では，293人の児童のうち166人（57%）の児童が受動喫煙被害を被っていることが分かった。喫煙者の内訳は父親が半数以上（166世帯中104人）であり，母親の喫煙者も多いことが分かった。事前アンケートでは，タバコの中に入っている体に悪い成分について知らない児童がほとんどであったが，事後アンケートでは多くの生徒が正答できていた。事後アンケートで「誘われた時にきっぱり断ることができるか」の問いに対して「はい」と答えた児童が90%であった。「大人になってもタバコは吸わない」と答えた児童が95%であった。家に帰って家族にタバコの話をした児童や，禁煙するよう説得した児童がいることも分かり，児童から保護者への波及効果も期待できることも分かってきた。

3）その他の地域住民に対する働きかけ

それ以外に，これもHPH委員会が率先して高齢者に対する

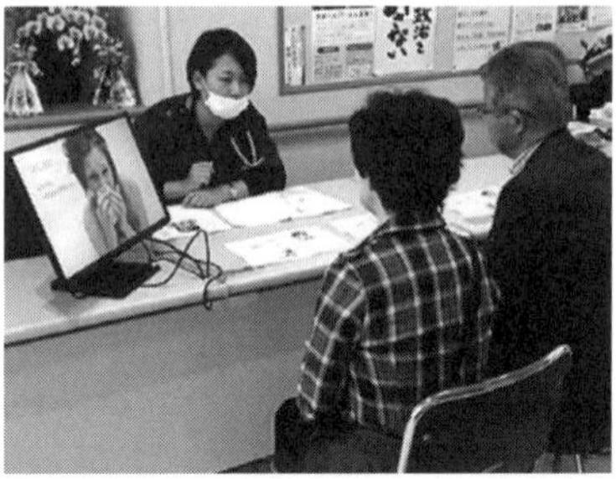

図10　HPH健康づくり講座

スクエアステップ（Shigematsu *et al.*, 2008）の普及活動などを行った。スクエアステップは高齢者の要介護化予防（転倒予防・認知機能向上）をはじめ，あらゆる年齢層の体力づくり・仲間づくり，アスリートの競技力向上とコンディショニングにまで適用が可能とされているが，当院では主に高齢者の要介護化予防の目的で行われることが多く，2016年12月14日より開始し，2017年12月末までで延べ開催回数107回，延べ参加者数は1,471人となっている。

また2018年より新たな取り組みとして毎週火曜日に1時間で「HPH健康づくり講座」を開講した。外来の一角に場所を設け，15分程度で数人ずつにミニレクチャーと質問を受ける形にしている。少人数を対象に行うことにより，講座のテーマに関わらない健康相談が専門職にできることから好評である（図10）。

5．今後の都市部の中小規模病院の役割

以上2013年に筆者が当院の病院長に就任してから行ってきた活動を紹介した。今後も引き続き，都市部の連携病院として，サブアキュート，ポストアキュート機能を果たしていく必要があることは明らかであるが，幅広く患者の健康問題に対応できる医師がまだまだ少ない現状では，厚生労働省が期待している病院間や施設との連携機能にとどまらず，総合診療医のコンピテンシーである地域志向型アプローチを中小規模病院が行うことは重要である。

総合診療以外の専門医の働き場は，現在の専門医制度が進んでくれば，資格更新の条件から大規模病院に集中していく可能性が高い。そのことは過疎地においては領域別専門医の不足から医療崩壊が懸念されているところであるが，都市部においては大規模病院に総合診療以外の専門医が集中する一方，中小規模病院では総合診療医が中心になって連携の役割を果たすことが望ましいと考える。総合診療医は日本専門医機構の定めた整備基準の「領域専門医の使命」でも，「日常遭遇する疾病と傷害等に対して適切な初期対応と必要に応じた継続的な診療を全人的に提供するとともに，地域のニーズを踏まえた疾病の予防，介護，看取りなど，保健・医療・介護・福祉活動に取り組み，絶えざる自己研鑽を重ねながら，地域で生活する人々の命と健康に関わる幅広い問題について適切に対応する使命を担う」とされている通り，診断・治療に偏重せず医療資源の効率的配分に資するものと思われる。

診療所の検査・診断機器で解決しない健康問題に対して，直接大規模病院に紹介受診することは，科のたらい回しや必要以上に過剰な検査，診断の遅れを招く危険があり，当院のような小規模病院で大規模病院でないと対応できない病態かどうかを適切に見極め，解決できるものはその場で解決し，解決できないものはより高次の医療機関に紹介するという方向付けを行うことは，他領域の専門医の負担軽減につながるものと考える。

高齢者診療に対する取り組みは，認知症高齢者の家族のケアを中心にした「認知症カフェ」の開催を病院内だけでなく地域でも行うこと，引き続き高齢者診療のスキルアップ，ACP の普及のため地域の福祉・介護関係者も含めた学習の場の提供を計画している。

また高齢入院患者に発生することの多いせん妄は，入院期間の延長，発生後の死亡率の増加をもたらすことが知られており，予防介入は重要である。大規模病院では入院患者の主病の治療にあたる医師以外に精神科医師がリエゾンとして関わることが多いが，どちらかと言えば問題発生後の対応になりやすいことが弱点と言える。入院時からせん妄発生予防のアプローチを他の医療職と協同して行うことが，精神科常勤医師のいない中小規模病院においては必要となり，その旗振り役として総合診療専門医が最も適していると思われる。また ACP の普及は患者本人の望まない延命治療に対する防止策となり，日頃から医療者と患者側で話し合っておくことが望ましいが，通常の診療所での定期通院中にはまだ十分実施されていないのが実情であり，当院のような病院の受診時や入院中に話題にすることも，ACP 推進の一助になると思われる。

総合診療医の専門知識として，整備基準が定めるように「地域包括ケア推進の担い手として積極的な役割を果たしつつ，医療機関を受診していない人も含む全住民を対象とした保健・医療・介護・福祉事業への積極的な参画と同時に，地域ニーズに応じた優先度の高い健康関連問題の積極的な把握と体系的なアプローチを通じて，地域全体の健康向上に寄与する」（日本専門医機構，2018）とあるが，この住民全体へのアプローチは総合診療医が個人として活動するには限界があり，病院自体の姿勢としてそうした行動を連携病院の必須の役割と位置づけることがより重要である。

日本では全病院中 300 床以下の病院が全体の 82％を占めており地域包括ケア時代の今後，全国の中小病院で総合診療医のスタッフ・管理者が増えていくことによって，病院全体が患者ニーズに対する総合的な対応，地域の全住民を対象とした地域全体の健康向上をより積極的に進めることが可能となると考えている。

参考文献

厚生労働省（2006）「平成 14 年度受療行動調査の概要（確定）調査の概要＜ www.mhlw.go.jp/toukei/saikin/ hw/jyuryo/14/dl/kakutei-tyousa-gaiyo.pdf ＞ 2018 年 12 月 25 日アクセス

日本医師会「JMAP 地域医療システム．地域別統計」＜ http://jmap.jp/cities/detail/city/27113 ＞ 2018 年 12 月 25 日アクセス

日本専門医機構（2018）「総合診療専門研修プログラム整備基準（一部改定）」＜ http://www.japan-senmon-i. jp/program/doc/

comprehensive_part180518rev2.pdf＞2018年12月25日アクセス

ロゼット・マレスコッティ，イヴ・ジネスト著，本田美和子訳（2014）『ユマニチュード入門．第1版』医学書院

Ely EW, Shintani A and Truman B *et al.*(2004) “Delirium as a Predictor of Mortality in Mechanically Ventilated Patients in the Intensive Care Unit,”*JAMA*. 291(14):1753-1762

Inouye SK, Bogardus ST Jr, Baker DI *et al.*(2000) “The Hospital Elder Life Program: A Model of Care to Prevent Cognitive and Functional Decline in Older Hospitalized Patients. Hospital Elder Life Program,” *Journal of the American Geriatrics Society*. 48(12): 1697-1706

Jonsen AR, Siegler M and Winslade WJ(1992) *Clinical Ethics; A Practical Approach to Ethical Decisions in Clinical Medicine*. McGraw-Hill.

Shigematsu R, Okura T, Sakai T *et al.*(2008) “Square-stepping Exercise Versus Strength and Balance Training for Fall Risk Factors,” *Aging Clinical and Experimental Research*. 20(1): 19-24

WONCA International Classification Committee(2005) *ICPC-2-R: International Classification of Primary Care*. Revised second edition. Oxford University Press.

第4章

福島県立医科大学医学部
地域・家庭医療学講座の多彩な
取り組み

－質の高いプライマリ・ヘルス・ケアの
整備を目指して－

北村 俊晴[1)], 葛西 龍樹[1)], 菅家 智史[1)], 中村 光輝[1)],
若山 隆[1, 2)], 森 冬人[1, 2)]

1）福島県立医科大学医学部 地域・家庭医療学講座
2）只見町国民健康保険朝日診療所

1．地域包括ケアシステムと
プライマリ・ヘルス・ケア

我が国の「地域包括ケアシステム」の概念は，2003年に高齢者の介護保険サービスを中核とした 多職種連携という文脈で登場した。2011年の介護保険法改正によって，地域包括ケアシステムの推進は国および地方公共団体の責務であるという趣旨の条文が加わり，法的根拠が与えられた。現在までに，住まい・医療・介護・予防・生活支援を一体的に提供することが示されているが，その対象については明確にされていな

い。実体としては，増大する認知症高齢者の在宅でのニーズに対応することにまだ専ら焦点を当てている段階である（葛西，2014)。しかし,「地域包括ケアシステム」本来の意味からも，地域に住むすべての年齢層の住民の，すべての健康ニーズの，すべての種類のケアを対象とするサービス提供体制を地域の実情と課題に応じて調整する取り組みこそが，今後目指すべき地域包括ケアシステムであろう。あえて「進化型地域包括ケアシステム」と呼びたい。ただ，世界に目を向ければこれは質の高いプライマリ・ヘルス・ケア（Primary Health Care；PHC）の整備に他ならない。

1978年にWHO（世界保健機関）とUNICEF（国際連合児童基金）が主催して当時のソビエト連邦アルマ・アタで開催されたPHCに関する国際会議で「アルマ・アタ宣言」(WHO，1978）が採択されてから40年が経過した。宣言は，世界のすべての人々の健康を守り増進させるために，すべての政府，すべての保健・開発従事者，すべての国際社会が至急行動を起こすことを訴えている。そのための鍵となるのがPHCの整備である。日本での注目度は低かったが，アルマ・アタ宣言はPHCの特徴，整備への諸条件，そして個人から国家・国際機関に及ぶすべての人々の役割について極めて包括的かつ詳細に言及しており，今も参考にすべき点が多い（葛西，2018)。宣言の第７条で定義されたPHCの概要をキーワードで示すと次のようになる。まさに，年齢を問わずすべての人々への「進化型地域包括ケアシステム」と言うべきものである。

地域の主要な病気・健康問題に対処／健康増進，予防，治療，リハビリテーションの提供／健康教育，食育，衛生，母子保健，予防接種，風土病予防対策／必須医薬品の供給／保健分野と開発関連分野の協働／資源の最大活用と地域住民の参加力の開発／すべての人々の包括的な健康を継続して改善／優先度を考慮した統合的，機能的，相互支持的な紹介システム／地域で明らかにされた健康ニーズに応えるために適切な訓練を受けた多職種保健チーム

よく日本人は「世界に冠たる国民皆保険」と言って日本がユニバーサル・ヘルス・カバレッジ（Universal Health Coverage；UHC）の先進国だと思っているが，国民皆保険とUHCは同じではない。日本のすべての地域で，質の高い標準化されたPHCを担う専門職が多職種保健チームとして機能しているだろうか。地域を基盤としてそれらの専門職を育成する適切な訓練の仕組みが構築されているだろうか。まだまだ国内にもUHC達成へ向けた課題は多く残されている。「PHCのないUHCはなく，UHCのないPHCはない（No UHC without PHC, and no PHC without UHC.)」と言われている。日本が真にUHC先進国になるためには，質の高いPHCの専門医である家庭医・総合診療医を育成する専門研修プログラムの発展が不可欠である。

アルマ・アタ宣言40周年の2018年10月に採択されたアスタナ宣言でも，PHCはUHCと持続可能な開発目標（Sustainable Development Goals；SDGs）を達成するため

に必須のものとして強調されている。特に，４つ掲げた将来ビジョンの１つとして，「質が高く，安全で，包括的で，統合され，アクセスが良く，誰でもどこでも負担が少なく利用できるPHCと保健サービスが，よく訓練され，熟練した，志が高い，献身的な専門職によって，思いやり，尊敬，尊厳をもって提供されること」が明記されており，PHCのプレーヤーの質を担保する専門教育の重要性について踏み込んだ記述となっている（WHO，2018）。

本稿では，2006年３月の設立から現在までの13年間に福島県立医科大学医学部地域・家庭医療学講座が実施した多彩な取り組みのプロセスとアウトカムを紹介する。内容は，厚生労働科学研究「総合診療が地域医療における専門性や他職種連携等に与える効果についての研究」研究報告書（研究代表者：筑波大学 前野哲博教授）に掲載された私たちの報告「福島県における家庭医・総合診療専門医育成と地域医療への取り組み」（北村俊晴 他，2018）をもとに論考を深めているが，紙面に限りがあるため，在宅ケア，救急医療，地域医療ニーズの補完，女性医師のワークライフバランスについては割愛した。

なお，世界の家庭医学会が加盟する世界家庭医機構（World Organization of Family Doctors；WONCA）では，PHC領域の専門医の名称としてfamily doctors（family physicians/general practitionersも可）を，その診療分野の名称にはfamily practice/general practiceを用いており，日本プライマリ・ケア連合学会が認定する専門医の名称は「家庭医療専門医」である。2018年度から開始された日本専門医機構の専門医制度でこの領域の専門医を「総合診療専門医」と呼ぶようになったため，若干の混乱が生じているが，本稿では「家庭医」と「総合診療医」,「家庭医療」と「総合診療」をそれぞれ互換性のある同義語として扱い，時に併記している。この領域の学問分野の名称については，世界で用いられるfamily medicineを訳して「家庭医療学」と記載している。

2. 福島県立医科大学医学部 地域・家庭医療学講座の取り組み

1）講座設立までの背景

我が国における地域を基盤とした家庭医・総合診療医の育成は，諸外国と比べて大きく遅れていた。1978年に日本プライマリ・ケア学会, 1986年に日本家庭医療学会が設立されたが，学会認定の標準的な研修プログラムが開始されたのはようやく2006年からである。この間いくつかの大学に附属病院の診療部門として総合診療部が設立されていたが，大学附属病院というPHCとは異なるセッティングでは，地域を基盤とした家庭医・総合診療医の役割を示すことができなかった。こうした中で，1996年に葛西が北海道家庭医療学センターを設立し，翌年から地域を基盤とした４年間の家庭医療学専門医育成プログラムを開始した。その後全国の数ヵ所で地域の診療所と病院が組織する家庭医育成プログラムができていった。2005年以降，標準的な研修プログラムを作る機運が高まり，2006年に北海道家庭医療学センターの家庭医療学専門医育成プログラムをモデルとして日本家庭医療学会が認定する家庭医療後期研修プログラムが開始された。このプログラムが現在の日本プライマリ・ケア連合学会が認定する家庭医療専門医認定制度へと継承されている。

一方，福島県では2003年頃からへき地での医師不足が顕著になり，福島県立医科大学医学部内にも福島県内のへき地医療の問題に対して解決策を探るプロジェクトチームが作られた。そこで地域を舞台に働くことができる医師を地域で養成することを目指す新講座を設置することが決められた。このような経緯で2006年3月，全国の大学に先駆けて家庭医療学，総合診療，プライマリ・ヘルス・ケアを専門とする地域・家庭医療学講座（以下，当講座）が開設され，2006年度から家庭医療学専門医コース（後期研修プログラム）が開始された（葛西，2008）。

2）家庭医・総合診療専門医の育成拠点

開講から現在までの13年間で，福島県内各地の自治体や医療機関と連携しながら，以下に概要を示す6ヵ所の総合診療・家庭医療学の診療・教育の拠点を構築してきた。

保原中央クリニック：伊達市にある外来と在宅診療が中心の民間無床診療所。当講座が最初に地域で家庭医療専門の診療・教育を開始した拠点である。外来診療に加え，在宅療養支援診療所としてグループ診療で80人以上の利用者の在宅ケアを担当している。自治体と提携した健康増進や予防医学活動が行われている。

喜多方市 地域・家庭医療センター：2011年福島県の地域医療再生基金により喜多方市が設立し，喜多方市医師会の協力で市内の医療法人が経営する公設民営の無床診療所である。あらゆる年齢層の患者が来院する。学校健診，乳幼児健診にも取り組んでいる。

ほし横塚クリニック：福島県最大の都市である郡山市に位置する無床在宅療養支援診療所。クリニックの建物内に訪問看護ステーションと地域包括支援センターがあり，在宅医療や地域医療について多職種連携がしやすい環境がある。

只見町国民健康保険朝日診療所：高齢化率が45％を超える南会津郡只見町にある唯一の医療機関。有床診療所であり，介護老人保健施設，特別養護老人ホーム，町の保健福祉センターに隣接し，地域を基盤とした行政も含めた多職種連携を実践しやすい環境がある。へき地でありながら充実した家庭医療・総合診療専門研修を提供している。

かしま病院：いわき市にある地域の開業医が立ち上げた民間中規模病院。急性疾患の診断・治療，慢性疾患の長期管理だけでなく，予防医学からリハビリテーション，介護，福祉支援まで一貫したマネジメントができるように，地域医療連携室，訪問看護ステーション，居宅介護支援事務所，特別養護老人ホーム，ケアハウス，グループホームなどの関連施設が隣接している。10年以上家庭医・総合診療医の育成を行っており，各科臓器別専門医からの協力体制も充実している。

大原綜合病院：福島市の中心部に位置する民間の地域医療支援

病院である。各種専門診療を提供する急性期病院で2016年に総合診療科が創設され，総合診療専門研修を開始した。救急科および総合診療科を中心とする救急医療センターで幅広い救急医療を提供している。

これらの中心的な拠点を含めて，福島県内24ヵ所の後期研修（専門研修）連携施設群がネットワークを構成している（図1）。福島県には被災地またはへき地と認定されている地域が複数あり，2011年に発生した東日本大震災とそれに続く原子力発電所事故に関連した健康問題を有する患者のケアや都市部とは異なる住民のニーズに対応することで，家庭医・総合診療医としての診療能力の深まりと広がりを実感できる研修となっている。すべての総合診療・家庭医療学の診療・教育の拠点には家庭医療専門医が常勤するグループ診療として構成され，専攻医は日常診療で生じる疑問やポートフォリオ事例といった相談をその場で速やかに指導医とディスカッションできる。また，インターネット会議システムや月例勉強会を駆使して，どの診療・教育の拠点に所属していても一定水準の教育が受けられる環境を確保している。2018年度から始まった日本専門医機構による新専門制度へも対応する総合診療専門研修プログラムとして認定されている。

2019年3月末における，当講座が運営する家庭医療・総合診療専門研修プログラムの実績は，在籍者42名，専門研修修了者26名，家庭医療専門医22名，専攻医3名，指導医28名で，このうち27名が福島県内で診療に従事している。

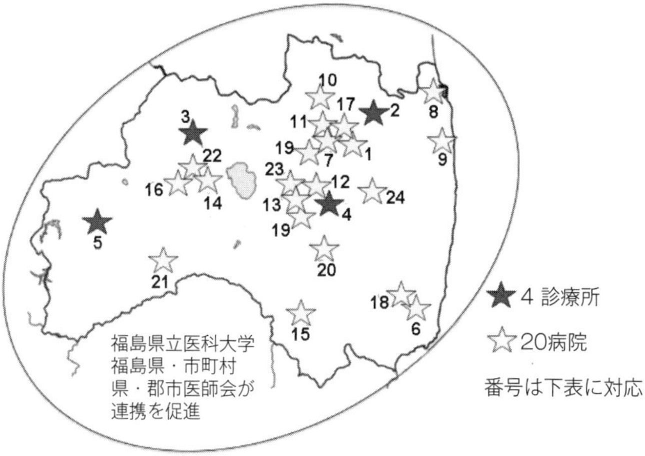

1	福島県立医科大学附属病院
2	保原中央クリニック
3	喜多方市地域・家庭医療センター
4	ほし横塚クリニック
5	只見町国民健康保険朝日診療所
6	かしま病院
7	大原綜合病院
8	公立相馬総合病院
9	南相馬市立総合病院
10	公立藤田総合病院
11	福島赤十字病院
12	星総合病院

13	寿泉堂綜合病院
14	竹田綜合病院
15	白河厚生総合病院
16	会津医療センター附属病院
17	医療生協わたり病院
18	福島労災病院
19	二本松病院
20	公立岩瀬病院
21	福島県立南会津病院
22	会津中央病院
23	太田西ノ内病院
24	三春町立三春病院

筆者作成

図1　福島県内の家庭医療・総合診療専門研修連携施設

3）取り組みと課題

（1）行政・多職種との連携

一例として，ここでは南会津郡只見町での行政・多職種との連携について述べたい。

只見町は人口約4,200人，東京23区より広い面積を有するへき地の町である。冬の積雪は3メートルになり，救命救急センターまで車で約2時間かかるなど医療機関へのアクセスも制限されている。只見町国民健康保険朝日診療所（以下，朝日診療所）は町内で唯一の医療機関である。朝日診療所は19床の有床診療所であり，入院・外来診療，訪問診療・訪問看護・訪問リハビリテーションを提供し，24時間対応の救急医療も担っている。

朝日診療所では2003年に常勤医不在という危機があった。その後，様々な診療科の自治医科大学卒業生が主に常勤医として赴任した。2009年以降 当講座から総合診療医（家庭医療専門医，および専攻医）が常勤医として赴任するようになった。2018年度は，常勤医4名のうち総合診療医が3名を占めている。

朝日診療所の総合診療医は只見町内で様々な職種と連携している。まず，町内の介護老人保健施設（以下，老健）1ヵ所を兼務し，特別養護老人ホーム2ヵ所の嘱託医も行っている。総合診療医は施設の介護職員・看護職員に対して終末期や認知症のケアに関する学習の支援を行い，介護施設では入所者の看取りにも積極的に対応している。救急医療においては，2017年度は223件の救急搬送を受け入れた。総合診療医は只見町を含めた福島県会津地域で救急医療における検証医としても活動している。救急搬送や連携方法の改善を目指し，町内の救急隊と定期的に重篤な患者の事例の検討を行っている。

高齢者のケアにおいては，普段からケアマネジャー等の多職種と連絡を緊密にしている。終末期の患者や，医学的な問題だけではなく心理社会的にも困難な問題を持つ患者に関しては，総合診療医が中心となり多職種と共に家族カンファレンスを開催することもある。また月１回開催される町の地域ケア会議には総合診療医が毎回参加し，多職種と共に高齢者の事例の検討を行っている。総合診療医は，町内の保育所３ヵ所の嘱託医，小学校３校，中学校１校，高校１校の学校医の業務も行っている。通常の健診の他，各学校の養護教諭と協力し様々な活動をしている。例えばある小学校では，重度の食物アレルギーを持つ児童がエピペン®の自己注射を処方されている。このため食物アレルギーやエピペン®の使用方法に関する講義を教諭向けに毎年開催している。

さらに，総合診療医は町の高齢者福祉計画・介護事業計画，健康増進計画といった計画の策定委員会にも参加し，提案や助言を行っている。その他，町が主催する町民向けの講演会（例：慢性腎臓病・認知症などの健康問題に関するもの）の講師も積極的に引き受けている。

また，総合診療医は診療や行政の依頼だけでなく，自ら地域のニーズを把握し行政や多職種と協働して地域の医療システムを改善していくような取り組みも行う。例えば，朝日診療所の総合診療医である森らは町内の多職種と共に，それまで只見町になかった訪問リハビリテーション事業を立ち上げた（森・若山，2018）。もともと町内のリハビリテーション専門職（作業療法士・理学療法士）は老健の利用者へリハビリテーションを提供していた。しかし，町内には老健の利用者以外にも専門職によるリハビリテーションを必要とする住民がおり，その住民に対して十分な支援ができていなかった。この課題を町内の関係者は認識していたが解決には至らなかった。総合診療医はこの課題をリハビリテーション専門職や訪問看護などの関係者と共有し，定期的な話し合いを自主的に進めた。そして解決策として訪問リハビリテーション事業を立ち上げることを地域ケア会議で提案した。総合診療医は町役場や朝日診療所，各介護施設など関係者と協議を重ねた。その結果，2017年４月から朝日診療所で訪問リハビリテーション事業を開始することができた。当時この事例を主導した総合診療医は福島県立医科大学家庭医療学専門医コースの専攻医（後期研修医）であったが，朝日診療所や当講座の指導医の支援を受けてこの取り組みを実現した。

（2）災害時の対応

2011年７月27日から30日にかけて新潟・福島豪雨災害が発生し，福島県南会津郡只見町では711.5mmという観測史上最大の雨量を記録した。この豪雨による被災状況は，ライフライン被害として，発災当初に町内全域の停電，水道断水や下水使用不可，道路の寸断，通信手段の断絶などが発生して多くの混乱を招き，これらが全町で復旧するまでは１ヵ月以上を要した。最終的な状況として，人的被害は行方不明者1名，建物被害，企業等の被害や農地被害等を合計すると，町全体の被害総額としては，78億6943万円にのぼる甚大な被害を被った。

このような大規模災害時において，有事の診療拠点として只見町の朝日診療所では以下に述べる複数の役割を果たした。

・役場・災害対策本部・消防署との連携
・軽症・重症事例のトリアージ，後方病院への患者搬送
・虚弱な高齢者を選別し，老健などへの緊急入所対応の調整
・在宅酸素患者，透析患者，インスリン投与患者などの緊急治療手段の確保
・ピーク時には361名にもなった避難所への巡回，健康相談実施
・被災者の精神的なケア
・災害復旧ボランティア活動者の体調管理・健康相談実施

様々な健康問題に対応でき，多職種との連携・協働を図れる総合診療医は，災害時の医療においては必須と言える存在である。今回の災害事例の共有を通じて，災害医療で必要な情報について，地域住民への周知をさらに進めていきたい。

(3) 修学資金制度を利用する医師のキャリア形成

福島県では，医療に恵まれない地域および県立病院の医師を確保するため，へき地医療等医師確保修学資金制度，および福島県地域医療医師確保修学資金制度（以下，修学資金制度）を設けている。この制度では，将来県内のへき地診療所等または県立病院に医師として勤務しようとする医学部の学生に対して

修学に必要な資金を貸与するが，もしその後，医師となり定められた期間を県内のへき地診療所勤務等に従事した場合は，修学資金の返還が免除される。

この制度を利用した者（いわゆる「地域枠医師」）は，医学生の頃から将来へき地を含む地域で医療を行うことを必然的に意識しており，総合診療を自分の専門としたいと考える者も多い。しかし，へき地勤務では，指導体制や他の医師からの支援が乏しいという問題や，総合診療を志向しその専門医を取得したくても，これまではへき地診療所や県立病院に勤務しながら参加できる総合診療専門研修プログラムがないという問題があった。そのため，修学資金制度はどの分野を志向する医師にとってもキャリア形成にとってネガティブなものと捉えられてきた。同時に，へき地診療所としては，十分な総合診療の教育を受けていない経験の浅い医師が派遣され，医療の質を十分に担保できないという問題があった。

只見町の朝日診療所では，かつては自治医科大学卒業生が福島県から派遣されて義務年限として勤務していたが，義務年限内でも大学附属病院などで他科の専門研修をすることが認められたこともあり，へき地勤務をする医師が減少していった。このへき地での医師不足への対策として，当講座はここを総合診療・家庭医療学の診療・教育拠点とするように努めた。へき地勤務をしながらでも総合診療専門医としてのキャリアを発展させることを可能にするためである。当講座のもう一つのへき地における総合診療・家庭医療学の診療・教育拠点は喜多方市地域・家庭医療センターで，地域医療再生基金の活用を目的に福島県，喜多方市と当講座が協働して設立した。これら２ヵ所のへき地診療所では，2009年以降８名の家庭医療専攻医へ専門研修の場を提供した。現在それぞれのへき地診療所には総合診療・家庭医療学の指導医が２名ずつ勤務しているが，全員が当講座の家庭医療専門研修を修了しており，その後も（義務年限などないにもかかわらず）自らの意志でへき地診療所で総合診療・家庭医療学の指導医としてのキャリアを発展させている。

これら当講座の県内２ヵ所のへき地診療所（朝日診療所，喜多方市 地域・家庭医療センター）では，修学資金制度利用者はへき地勤務に従事しながら，質の高い教育を受けることができる。幅広い疾患に対する知識・技術の習得のみならず，その地域のPHCの課題に対して自治体の職員らと共に問題解決に取り組むなど，へき地ならではの経験を積むことができる。さらに総合診療専門医を希望する者には，専門研修プログラムを提供できる環境を整えて，修学資金制度利用者の地域でのキャリア形成を支援している。実際，2018年にも修学資金制度利用者の１名が家庭医療後期研修プログラムを無事修了している。この医師は，修学資金制度を利用する学生向けの講演会で，へき地でも指導医のもとで良い総合診療の研修を受け，総合診療専門医を取得できるキャリアを説明するなど，良きロールモデルとしての役割を担っている。

これらの事例が示すように，へき地勤務は義務として仕方なく嫌々ながら過ごすものではなくて，キャリア形成にプラスとなる価値ある期間へと変えることができる。このことがもっと周知されなければならない。都道府県の医師確保対策担当者も，修学資金制度利用者にとって魅力的なキャリアパスとなる総合診療専門医を育成する専門研修拠点の整備が医師の偏在，特にへき地における医師不足を解消する手段として非常に有効であることを理解して，都道府県をあげて支援していただきたい。これは極めて重要なことである。

(4) PHCを担う人材を育成する卒前卒後一貫した教育

地域包括ケアシステムやへき地医療の整備が喫緊の課題となっている昨今，家庭医・総合診療医はその中核的役割を担う診療医としてだけでなく，人材育成を担う教育者としても重要な存在となってきている。「一年先なら種を蒔き，十年先なら木を植え，次の世代に備えるなら人を育てよ（一年之計，莫如樹穀。十年之計，莫如樹木。終身之計，莫如樹人）」（『管子』）と言われるように，教育は時間を要するが世代を越えた重要なプロジェクトである。全国に先駆けて2006年に当講座が開始したPHCを専門に担う人材の育成は，地域を現場とする一貫した卒前・卒後地域医療教育として実践されている。

①卒前医学教育

医学教育モデル・コア・カリキュラム（平成28年度改訂版）の中でも「B-1-7地域医療」の項において，地域医療・地域保健の在り方と現状および課題を理解し，地域医療に貢献するための能力を身につけることが明記されている（文部科学省, 2016)。福島県立医科大学では当講座が講義と臨床実習を担当することで十分な学習の機会を提供している。医学部４年次に「プライマリ・ケアと地域医療」という系統講義があり（１コマ60分，計14コマ），特にへき地医療の講義では朝日診療所（へき地診療所）での勤務経験のある教員が教壇に立ち，現実感のある内容で講義している。

また，医学部４および５年次に必修で１週間の臨床実習（BSLプライマリ・コース）があり，学生は大学附属病院を飛び出して地域の診療所を舞台に実習する。そこでは世界標準のPHCを実践する家庭医・総合診療医の外来診療・訪問診療を学ぶだけでなく，訪問看護に同行して在宅医療におけるチーム医療・多職種連携の重要性に気づいたり，地域の健診や健康教室に参加して予防・健康増進活動に触れるなど，地域包括ケアシステムの実際を学ぶことができる。さらに，医学部６年次に選択必修で２週間の臨床実習（BSLアドバンスト・コース）もあり，興味のある学生はじっくりとより深く学ぶことができる。後述する「ホームステイ型医学教育研修プログラム」も選択できる。当講座では，BSLプライマリ・コースを2011年から受け入れを開始し，2018年３月末までで700人が実習を行った。BSLアドバンスト・コースは2009年から受け入れを開始し，2018年３月末まで146名が実習を行った。

②卒後医学教育

厚生労働省が新たに示した「臨床研修の到達目標」の中でも「B．資質・能力 ７．社会における医療の実践」の項において，地域包括ケアシステムを理解し，その推進に貢献することが明記されている（厚生労働省，2018)。当講座では初期臨床研修医の地域医療研修も積極的に受け入れている。特に朝日診療所での地域医療研修では，小さいコミュニティーであるがゆえに行政・医療・介護・福祉が顔の見える関係を活かして効果的に連携する姿から地域包括ケアシステムの好例を学ぶことができる。また，当講座は家庭医・総合診療専門医の後期研修プログラムを有しており，専攻医は後期研修の中で地域包括ケアシステムやへき地医療の中核的役割を担うトレーニングを行う。こうした卒前・卒後教育を受けた医師が家庭医療専門医となって，現在，朝日診療所に勤務している。診療はもちろん指導医として医学生・研修医の指導も担当し，次の世代を育てるという好循環を生んでいる。

(5) ホームステイ型医学教育研修プログラム

一般的な地域医療実習では，地域医療機関での実習をするために近隣の宿や医療機関所有の宿泊施設等に宿泊する。学生は宿泊先と医療機関とを行き来する生活となるため，地域住民との接点は医療機関内がほとんどで，医療機関に来ない地域住民，地域の実情，地域の歴史・文化などと触れる機会は乏しい。宮田らは医学部５年生が地域医療実習で何を学んだのかを分析し，医学的知識，コミュニケーション，医療手技，臨床推論が多く抽出された一方で，地域や家族に関する学びは他カテゴリーと比べて少なかったと報告している（宮田・八木田，2010)。地域医療実習であっても地域や家族に関して学べるとは限らないため，その対処方法が求められる。

地域医療教育における全国的にも画期的な取り組みとして，福島県立医科大学では「ホームステイ型医学教育研修プログラム」（以下，ホームステイ型実習）を2006年より実施している。これは，2005年度「地域医療等社会的ニーズに対応した医療人育成支援プログラム」に採択された事業「ホームステイ型医学教育研修プログラム～『地域で生きる』医師の定着に向けて～」として始まった（福島県立医科大学，2005)。この事業の意義と初期３年間の成果が福島県に認められ，文部科学省事業助成が終了した後も福島県の県費により事業助成が継続された。地域医療の実情や住民の医療ニーズ，家族背景の健康問題への影響などを学ぶ機会を提供することを目的に，当講座が中心となって現在も継続している。

このホームステイ型実習は，医学部６年次の選択実習（BSLアドバンスト・コース）または初期臨床研修の地域医療研修において，希望すれば県内各地の一般家庭にホームステイしながらその地域の病院や診療所で実習できる事業である。受け入れ家庭(大家さん)は地域住民を対象に自治体広報などで募集し，実習先医療機関のサポートのもと，大学が大家さんと契約を結び，医学部６年次の学生は２週間，初期研修医は４週間滞在する。

ホームステイ型実習では，日中は地域の医療機関で実習し，終了後ホームステイの大家さんの家へ帰宅する。大家さん家族と一緒に食事をし，その地域での生活を体験し，白衣を脱いだ交流をする。これまでのホームステイ実習経験者には，農業の手伝い，集落の会合への参加，お祭りへの参加，山菜採りなどを経験した学生もいた。ホームステイは地域社会との交流の入口となり，受け入れ家庭だけではなく近所の人々とも接し，実際の生活の状況，食生活などの地域文化を理解するきっかけとなっている。

ホームステイ実習後の学生の振り返りでは「地域内の交通手段が自家用車に限られていて高齢者で自家用車がない場合には買い物だけでなく通院も困難になることに気づき，実習中に患者さんへ通院手段の質問をできた」,「農家の生活は季節や天気に合わせて作業を進めていかなければならないため，時期ごとに忙しさが大きく変化することに気づき，実習中に現在の農作業の忙しさについて患者さんに質問できた」,「一人暮らしで近くに家族や親類がいないという大家さんのお話を聞き，現在は元気なうちはいいが，これから徐々に身体能力が低下してきたらどうなるのだろう，と考えた」など，ホームステイの経験と医療従事者としての視点を融合させて学んでいる様子が窺えた。

ホームステイ型実習の今後の課題は，大家さんの確保である。やはり大家さんの負担は大きいため，負担が集中しないよう協力してくれる家庭を定期的に募集し続けている。また，実習医療機関内だけでなく生活面まで大学側が関わる方式のため，大家さんとのトラブルが予想される。その対策として，これまでの実例やトラブル予防の対策方法などのオリエンテーションをホームステイ実習期間前に実施している。

事業開始から10年以上が経過し，実際にホームステイ型実習を経験した学生の中から３名が当講座の家庭医療・総合診療専門研修の専攻医となった。そのうち２名は，専門研修修了後，へき地診療所で家庭医療・総合診療指導医となり，現在この実習に参加する医学生・研修医の指導にあたっている。ホームステイ型実習は，地域社会，地域文化，家族背景などに接しながら地域医療実習を行うことで，これまでの地域医療実習では難しかった地域や家庭に関する学びを得ることができ，その地域と学生の縁を提供し，長期的な視点で地域医療の状況を改善する方法の一つと考えられる。

(6) メンタルヘルスでの指導医の質向上プロジェクト

高齢者が住み慣れた地域で自分らしい暮らしを人生の最期まで続けることができるよう地域包括ケアシステムの構築が進められている（厚生労働省，2013）が，総合診療医は，高齢者だけではなく高齢者を支える他の年齢層の住民も含めた地域住民全体の健康維持・増進を目指している。

地域住民全体の健康問題を考えた時に注目すべき研究がある。障害調整生命年（disability-adjusted life years；DALYs）は，病的状態や障害により失われた年数で疾病負荷を総合的に示す指標だが，2030年までの推計で，国の所得状態にかかわらず，DALYsの原因となる疾患や障害の上位３番目までに単極性のうつ病がランクインしているのだ（Mathers and Loncar，2006）（表１）。今後単極性のうつ病に対して質の高い診療能力を持つ医師の養成が必要になる。

メンタルヘルスは世界中で大きな健康問題となっており，日本でも地域ニーズが高いにもかかわらず，メンタルヘルスの診

表１　2030年における障害調整生命年の３大原因（国所得群別推計）

World	
１.	HIV/AIDS
２.	**Unipolar depressive disorders**
３.	Ischemic heart disease
High-income countries	
１.	**Unipolar depressive disorders**
２.	Ischemic heart disease
３.	Alzheimer and other dementias
Middle-income countries	
１.	HIV/AIDS
２.	**Unipolar depressive disorders**
３.	Cerebrovascular disease
Low-income countries	
１.	HIV/AIDS
２.	Perinatal conditions
３.	**Unipolar depressive disorders**

Mathers and Loncar（2006）より筆者作成

療についての教育は不十分である。日本専門医機構の総合診療専門研修プログラムでは，選択研修としてメンタルヘルスの研修期間を確保することが困難であり，総合診療の指導医がその指導能力を開発して専攻医が総合診療を研修する期間中に教育することが必要である。このような我が国の状況に応えて，世界家庭医機構（WONCA）のメンタルヘルス委員会（WONCA Working Party for Mental Health；WWPMH）が英国，オランダ，オーストラリア，スペインのエキスパート家庭医（上級指導医）４人を派遣し，当講座と協力して日本の総合診療指導医を対象に，PHCでのうつ病マネジメントを専攻医に指導するための指導医教育プログラムを2018年５月から半年にわたり提供してくれた。５月と11月に５日間ずつのワークショップ（レクチャー，ロールプレイ，グループワーク，プレゼンテーション，フィードバックを含む）を福島県郡山市で２回開催し，その間の５ヵ月間にはTV会議を用いたエキスパート家庭医から受講者へのスーパービジョンが合計５回行われた。

受講者は当講座メンバーを含む福島県の６名の総合診療指導医で，プログラム内容にはうつ病を持つ人のマネジメントだけではなく，コミュニケーション技法，フィードバック法，カリキュラム作成などの指導医として必要な教育方法も含まれていた。受講者が勤務している地域で実際に医師や専攻医へ指導を行うことがこの指導医教育プログラムの目標となっており，受講者は，2018年９月に日本プライマリ・ケア連合学会の第８回東北ブロック支部学術集会で学んだことを活かした二次ワークショップを実施してみた。

これまでの日本の医療では臓器別専門医が一次医療，二次医療，三次医療のすべてを不十分にカバーしてきたが，総合診療医が質の高い個々の患者へのプライマリ・ケアを行い，臓器別専門医が扱っている一次医療の業務を肩代わりすることができれば，臓器別専門医の業務負担は大きく軽減される。さらに臓器別専門医と連携する中で総合診療医にとっては専門的な知識や技術の習得につながる。総合診療医は地域住民の健康問題へ最初に接触する機会も多いので，地域全体の健康問題に対して多職種と連携し，ポピュレーション・アプローチをより積極的に取ることが可能になる。これを実行するためには，地域全体で質の高いPHCの実践とリーダーシップが取れる家庭医・総合診療専門医群の養成が重要である。

(7) 海外とのベンチマーキング＜国際交流＞

総合診療も，それを支えている学問である家庭医療学も，日本ではまだ馴染みが薄い。「ジェネラリスト」や「患者中心の医療」などは，一般的な言葉としても聞かれるが，世界でスタンダードとなっている深い理解とはまだかけ離れている。日本の総合診療が独立した専門分野であるためには，日本の総合診療専門医が世界の家庭医と同じ価値観，同じスタンダードを共有する必要がある。当講座では，我が国でこうしたスタンダードの理解と共有を促進させることも重要なミッションと認識している。今までに重要な著作の翻訳プロジェクトを行っている(葛西・草場訳，2013；2015；葛西監訳，2016；葛西監訳，2017)。また，一方で，海外のスダンダードだけでなく，日本でPHC，総合診療，家庭医療学の研究を進めて，日本のスタンダードを探る必要もある。

海外の到達度を学んで，それを指標に私たちの課題を考えるベンチマーキングも重要である。例えば，オランダの家庭医は，医療の95%を扱っており，それにかかる医療費は全体のわずか７%である。オーストラリアは，日本と同様どの医療機関でも受診できるフリーアクセスだが，国民は家庭医を高く信頼しており，83%の国民は最初に家庭医を受診している。キューバでは，すべての地域住民に対して，家庭医と看護師が健康状態に合わせた頻度で家庭訪問して，健康の社会的決定要因まで個別に把握している。このようなことを実際に当事者から学ぶことで，PHCの重要性と可能性が見えてくる。我が国で何を優先させればよいのか重要な示唆を与えてくれる。若手医師や医学生にも総合診療専門医のキャリアパスとアイデンティティーが実感されるようになる。PHCの政策導入の国際比較から学び，諸外国での成功モデルで，我が国の政策立案者，教育者，医療専門職，患者，地域住民らへPHCの重要性と可能性を示すことができる。

当講座では，開設当初から世界の家庭医療学エキスパートの客員指導者，専攻医，医学生が多数福島を訪問し，家庭医療・総合診療専攻医および指導医への直接指導と経験の交流が継続して実施されている。この13年間で家庭医療学，総合診療，PHCの先進地である英国，オランダ，オーストラリア，キューバを始め，台湾，米国，デンマーク，韓国，メキシコ，スペインから，のべ50人が 合計911日滞在した。

また，当講座の家庭医療・総合診療専攻医および指導医は，海外の家庭医療学，総合診療，PHC の先進地を訪問する機会を積極的に設けている。現在までの訪問先はシンガポール，オーストラリア，英国，米国ハワイ，台湾，中国香港，ニュージーランド，オランダ，キューバ，デンマーク，スペインである。これらの世界のエキスパート家庭医やPHCチームとの交流は，家庭医療・総合診療専攻医および指導医たちにとって，世界標準の家庭医療学，総合診療，PHCについて実際に学び，それをベンチマークとして日本の状況を評価し，具体的な行動目標を考える貴重な経験となっていた（中村，2013；渡邉 他，2015；藤原 他，2018）。さらに，当講座のこのような国際交流活動が世界の家庭医療学エキスパートから認められ，WONCAの国際共同研究などへも発展している（van Weel *et al*., 2016a；2016b；van Weel and Kassai，2017）。

海外の家庭医や医学生にとっても，当講座の診療・教育拠点を訪れることはベンチマーキングとして貴重な経験となっている。当講座へ来たことで将来のキャリアとして家庭医を選ぶという重要な意思決定をしたメキシコと英国の医学生が２名いるほどである。英国の若手家庭医療専門医の２名も，当講座の診療・教育の現場を見ることで，PHCが発達して当たり前だと思っていた自国の保健医療制度や家庭医と患者の人間関係を省察するきっかけを得ている。そのことは若手家庭医の国際交流の促進や世界の家庭医と患者の人間関係を映すドキュメンタリー映画制作へと発展している（Tsukagoshi，2017；Redlin，2017）。

3．総合診療専門医制度の課題

地域を基盤とした専門研修プログラムで質の高い総合診療専門医を育成することは，我が国のPHCを整備する上で必須なことであり，喫緊の課題である。「医学教育モデル・コア・カリキュラム」で総合診療科が必ず経験すべき診療科に加えられたことは評価できるが，それとPHCがどう結びついているのかの理解は，一般はもとより政策立案者や保健医療関係者，医療人育成機関関係者の間でもまだ乏しい。

PHCの発展のために葛西らが行ってきた提言（葛西，2018；van Weel *et al.*, 2016a；2016b；2017）の中から，特に医学教育に関連するものは 次の通りである。

・PHCは，それについての専門研修を受けた質の高い専門職によって提供されるべきである。大学医学部では，PHCを支援するための卒前カリキュラム，卒後専門研修，研究体制を整備する改革が必要である。
・PHCリーダーシップの能力開発も，大学医学部とリンクしながら地域を基盤として行われるべきである。

総合診療専門医制度が発展するためには，まだ多くの課題がある。この制度は，今いる医師，あるいは，今ある医療機関の棲み分けや選別をしようとしているのではない。次世代への投資である。10年，20年先の日本に住むすべての人々の健康のためにPHCが整備されているためには，その次世代を担う人財を今，質の高い制度で育成し始めなければならない。当講座はこれからも，PHC の専門性と家庭医療学の原理を十分に理解して実践できる専門指導医群を育成し，彼らのリーダーシップでPHCの整備を広域で進めていけるように継続して支援をしていきたい。

参考文献

葛西龍樹（2008）「大学が県単位の広域で取り組む家庭医養成プロジェクト」『病院』67（10）：873-876

葛西龍樹（2014）「地域包括ケアシステムにおけるプライマリ・ケアの役割と課題」『医療経済研究』26（1）：3-26

葛西龍樹，草場鉄周（訳）（2013）『マクウィニー家庭医療学（上巻）』ぱーそん書房（原書 McWhinney IR and Freeman T（2009）*Textbook of Family Medicine*, 3rd ed. Oxford University Press, U.S.A.）

葛西龍樹，草場鉄周（訳）（2015）『マクウィニー家庭医療学（下巻）』ぱーそん書房（原書 McWhinney IR and Freeman T（2009）*Textbook of Family Medicine*, 3rd ed. Oxford University Press, U.S.A.）

葛西龍樹（監訳）（2016）『メディカル・ジェネラリズム：なぜ全人的医療の専門性が重要なのか』日本プライマリ・ケア連合学会＜ http://www.primary-care.or.jp/imp_news/pdf/20160721.pdf ＞ 2018 年 12 月 25 日アクセス（原書 Royal College of General Practitioners（2012）*Medical Generalism: Why Expertise in Whole Person Medicine Matters.* Royal College of General Practitioners.）

葛西龍樹（監訳）（2017）『医師は患者をこう診ている』河出書房新社（原書　Easton G（2016）*The Appointment: What Your Doctor Really Thinks During Your Ten-Minute Consultation.* Robinson.）

葛西龍樹（2018）「プライマリ・ヘルス・ケアとプライマリ・ケア：家庭医・総合診療医の視点」『国際保健医療』33（2）：79-92

北村俊晴，石井敦，川井巧，高澤奈緒美，菅家智史，武田仁，星吾朗，若山隆，中村光輝，豊田喜弘，森冬人，渡邉聡子，船山敏男，宍戸都晃，葛西龍樹（2018）「福島県における家庭医・総合診療専門医育成と地域医療への取り組み」前野哲博（研究代表者）『総合診療が地域医療における専門性や他職種連携等に与える効果についての研究』424-430, 厚生労働科学研究報告書厚生労働省（2013）「地域包括ケア研究会報告書」＜ https://www.mhlw.go.jp/seisakunitsuite/bunya/ hukushi_kaigo/kaigo_koureisha/chiiki-houkatsu/dl/ link1-3.pdf ＞ 2018 年 12 月 25 日アクセス

厚生労働省（2018）「医師法第 16 条の 2 第 1 項に規定する臨床研修に関する省令の施行について（平成 30 年 7 月 3 日付医政発 0703 第 2 号） 2. 別添 臨床研修の到達目標，方略及び評価 3」＜ https://www.mhlw.go.jp/content/10800000/000341137.pdf ＞ 2018 年 12 月 25 日 アクセス

中村光輝（2013）「豪・タスマニアで見えてきた家庭医と地域医療の未来像」『週刊医学界新聞』（3034）＜ http:// www. igaku- shoin. co. jp/ paper Detail. do?id=PA03034_02 ＞ 2018 年 12 月 25 日アクセス

日本医事新報（2006）「地域で生きる 医師を育てる―福島県立医大「ホームステイ型教育研修」の取り組み」『日本医事新報』別冊（4282）：16-19

福島県立医科大学（2005）「ホームステイ型医学教育研修プログラム～「地域で生きる」医師の定着に向けて ～（Internet）」＜ https://www.fmu.ac.jp/home/ anzen/fmuchiiki/ ＞ 2018 年 12 月 25 日アクセス

藤原学，山内健士朗，井伊雅子，葛西龍樹（2018）「高い国民幸福度を支えるデンマークの家庭医療とは～家庭医療先進国研修ツアー報告～」『日本プライマリ・ケア連合学会誌』41（2）：75-77

宮田靖志，八木田一雄（2010）「地域医療実習で学生は何を学ぶのか？」『医学教育』41（3）：179-187

森冬人，若山隆（2018）「医療・福祉政策～行政や多職種とともに住民のニーズに向き合う」『G ノート』5（3）：384-391

文部科学省高等教育局医学教育課（2016）モデル・コア・ カリキュラム改訂に関する連絡調整委員会／モデル・コア・カリキュラム改訂に関する専門研究委員会 .「医学教育モデル・コア・カリキュラム（平成 28 年度改訂版）」＜ http://www.mext.go.jp/component/b_menu/

shingi/toushin/__icsFiles/afieldfile/2017/06/28/1383961_01.pdf ＞ 2018 年 12 月 25 日アクセス

渡邉聡子，森冬人，児玉久仁子，藤原学，葛西龍樹（2015）「家庭医療先進国キューバ研修報告」『週刊医学界新聞』（3121）＜ http://www.igaku-shoin.co.jp/paper Detail.do?id=PA03121_03 ＞ 2018 年 12 月 25 日アクセス

Mathers CD and Loncar D（2006）“Projections of Global Mortality and Burden of Disease from 2002 to 2030,” *PLoS Medicine*. 3（11）：e442. ＜ http://pages.stern.nyu.edu/~dbackus/BCH/demography/MathersLoncar_mortality_PLoS_07.PDF ＞ Accessed December 25, 2018.

Redlin S（2017）The Patient’s Voice. ＜ https://www.thepatientsvoiceproject.com ＞ Accessed December 25, 2018.

Tsukagoshi S（2017）“Why Go International?” *Junior International Committee: Inspiration, Networking, and Education Opportunities For Young GPs.* ＜ https://globalgpproject.wordpress.com/2017/07/24/why-go-international/ ＞ Accessed December 25, 2018.

van Weel C, Kassai R, Tsoi GW, Hwang SJ, Cho K, Wong SYS, Phui-Nah C, Jiang S, Ii M and Goodyear-Smith F（2016a）“Evolving Health Policy for Primary Care in the Asia Pacific Region.” *British Journal of General Practice*. 66（647）：e451-1. doi: 10.3399/bjgp16X685513

van Weel C, Kassai R, Qidwai W, Kumar R, Bala K, Gupta PP, Haniffa R, Hewageegana NR, Ranasinghe T, Kidd M and Howe A(2016 b）“Primary healthcare policy implementation in South Asia.” *BMJ Global Health*. 2016; 1: e000057. doi:10.1136/ bmjgh-2016-000057

van Weel C and Kassai R（2017）“Expanding Primary Care in South and East Asia.” *BMJ*. 2017；356：j634. doi: 10.1136/bmj. j634

World Health Organization（1978）“Alma-Ata 1978: Primary Health

Care. Report of the International Conference on Primary Health Care, Alma-Ata, USSR, 6-12 September 1978." Geneva: World Health Organization ＜ http://www.who.int/publications/ almaata_declaration_en.pdf ＞ Accessed December 25, 2018.

World Health Organization（2018）"Declaration of Astana" Geneva: World Health Organization ＜ https://www. who. int/docs/default-source/ primary-health/declaration/gcphc-declaration.pdf> Accessed December 25, 2018.

第5章

地域で新たな役割を担う人材を育てる

松下 明[1-3]

1）社会医療法人清風会 岡山家庭医療センター
奈義・津山・湯郷ファミリークリニック
2）岡山大学
3）日本プライマリ・ケア連合学会

1．家庭医療・総合診療専門医の育成と急性期病院への貢献，全国への貢献

奈義町《なぎちょう》は岡山県北東部に位置し，鳥取県との県境にある中山間地域で，人口5,906人，高齢化率33.2％の小さな町である。

1995（平成７）年，この町に奈義ファミリークリニックが設立され，家庭医療の実践と医師育成を掲げて運営が開始された。当初は奈義町，日本原病院（社会医療法人清風会），川崎医科大学（川崎医大）総合診療部の第３セクター的な運用で開始したが，2001（平成13）年に筆者が所長に赴任した当時には，川崎医大は家庭医育成から撤退したため，奈義町が建てたクリニックを借りて民間（医療法人清風会）が運用を行うという形式で再スタートを切ることとなった。

平成７年以前は無医地区の危機にあった奈義町ではあったが，医師1.5 ～２名体制で診療を継続し，筆者が赴任後の平成13年からは医師３名体制へ展開していった。2006（平成18）年からは学会認定の家庭医療専門研修プログラムとして全国公募した医師が奈義町に集うようになり，医師体制も４～５名と拡大して，訪問診療体制も充実していった。奈義町にとっては専門研修プログラム導入により，医師不足で奈義町がリクルートに奔走する必要がない状況は，他の僻地診療所と比べて画期的と言える。

同時に地域の第３次医療機関である津山中央病院に毎年，専攻医を送り出し，医師不足のこの病院の内科・小児科・救急医療の医師としても活躍した医師は，これまで20名に上る。専門研修２年目以降も夜間小児救急外来サポートを指導医層とともに継続し，現在登録されている津山中央病院の夜間小児科外来担当の約80％を岡山家庭医療センターの専攻医と指導医が担っている状況である。

家庭医療専門医の輩出については，奈義町での研修を経て家庭医療専門医を取得した医師の数は20名に上り，今年受験する４名を合わせると１地域での研修でこれだけ多くの家庭医療専門医を育成した意義は大きい。現在は岡山大学との連携のもと，岡山県全域の家庭医療専門研修プログラムや岡山総合診療専門医コースを立ち上げ，岡山県の地域枠医学生や自治医科大学卒業生が義務年限を過ごす僻地の医療機関でも，専門研修を提供できる体制作りを行うことができた。

また多くの医師は，専門研修終了後に２年程度この地域（奈

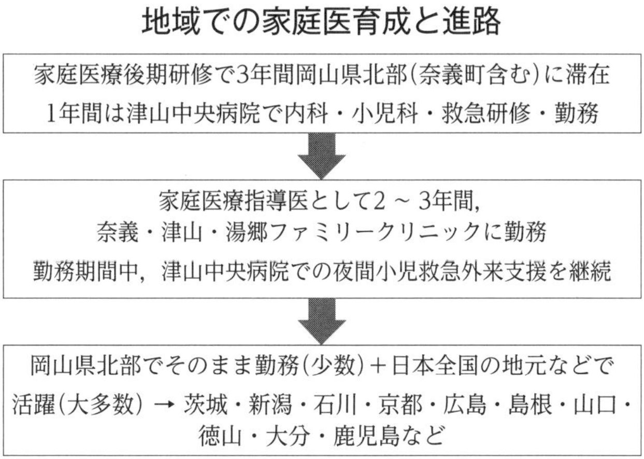

筆者作成

図１ 家庭医・総合診療専門研修とその後の進路

義・津山・湯郷ファミリークリニック）で指導医として活躍するが，その後は地元など違うフィールドに移る（図１）。修了生の現時点の進路は，大学病院で教員として卒前・卒後教育にあたるもの６名，地域の基幹病院で教育にあたるもの１名，地域の診療所・小病院で地域医療に貢献するもの20名と日本全国の数多くの地域で家庭医療の実践と教育に貢献している。

2．家族図を組み込んだ電子カルテと家族単位のかかりつけ機能（家族志向のケア）

奈義ファミリークリニックではREMORAという電子カルテを活用して，家族図を日常診療に組み込んだ家族単位のかかり

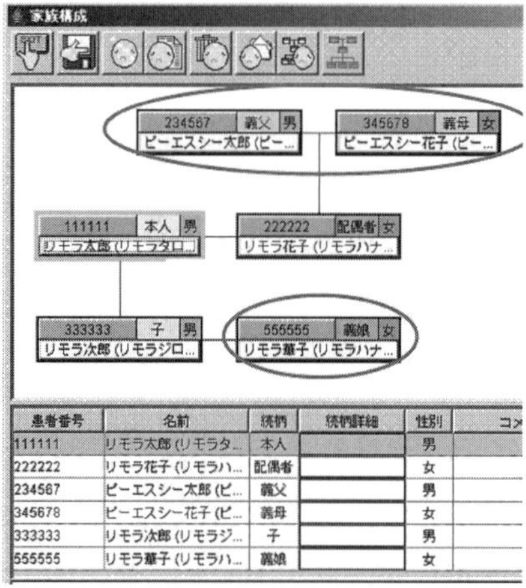

出典：株式会社ピーエスシー「診療所向け電子カルテREMORA【リモラ】」

図２　電子カルテでの家族図

つけ機能（家族志向のケア）を充実させている（図２）。米国のSTFM（Society of Teachers of Family Medicine）という家庭医療教育者の学会で取り組みを発表したが（Matsushita and Okada，2008），電子カルテでの家族図管理はまだ少なく，日常的に得た家族の診療情報を家族図として把握している現状は世界でも少ない状況と言える。全登録患者の34％には家族図がある状況で，平均２～３名の患者が登録されることで（図３），感染症での家族への配慮や，家族の木[注1)]（松下，2006）（図４）をイメージした背景を理解しながらの慢性疾患・

注1）　家族の木とは家族志向のケアの中心的な概念で，本人の背景には木が生えていて，その枝に乗る家族をイメージしながら診療を行うと心理・社会的な背景の理解が進むというもの。

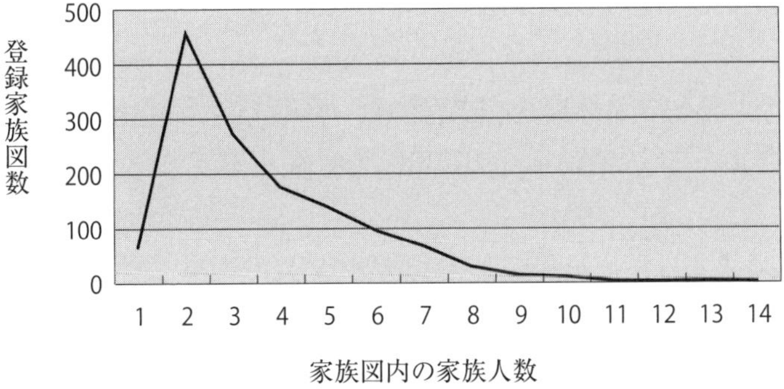

筆者作成

図３　奈義ファミリークリニックの家族図登録数

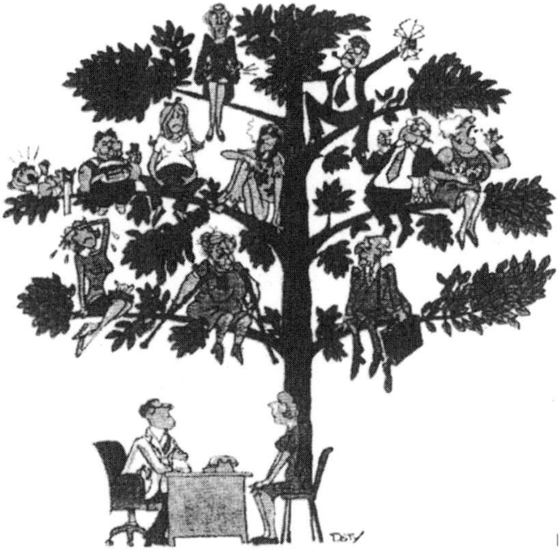

出典：松下訳(2006)

図４　家族の木

心理的問題へのアプローチが行える状況となっている。

３．24時間体制の訪問診療・看取りを可能とするグループ診療体制と後期高齢者医療費の減少効果

これまでは在宅等看取り率と呼んでいたものを「地域看取り率」と呼ぶ流れがある。自宅と老人ホームなど病院外での看取りを厚生労働省として推進しているが，これを可能にするのは24時間365日の訪問診療と臨時往診を可能とする体制と，訪問看護との連携である。上記の家庭医療・総合診療専門研修プログラムで多くの若い医師が平均５年はこの地域(岡山県北部)に滞在することで，奈義町・津山市・美作《みまさか》市の３クリニックともに３～５名のグループ診療体制を構築することができた。奈義ファミリークリニックでは2001（平成13）年当初の訪問診療は40～50件であったが，現在は約100件の訪問診療を行っている。これにより，宅直医が常に自宅や老人ホームに休日・夜間でも訪問することが可能となり，地域での看取り率を上げることに成功している。厚生労働省が発表した「在宅医療にかかる地域別データ集」（厚労省，2016）によると奈義町の自宅死および老人ホームでの看取りを合わせた「地域看取り率」は2014（平成26）年37.7%，2015（平成27）年32.2%，そして2016（平成28）年は48.1%という結果で，奈義町民の約半分を地域で看取ったことになる（図５）。これは岡山県だけでなく全国（平均19.9%）でも高水準の地域看取り率と言える。

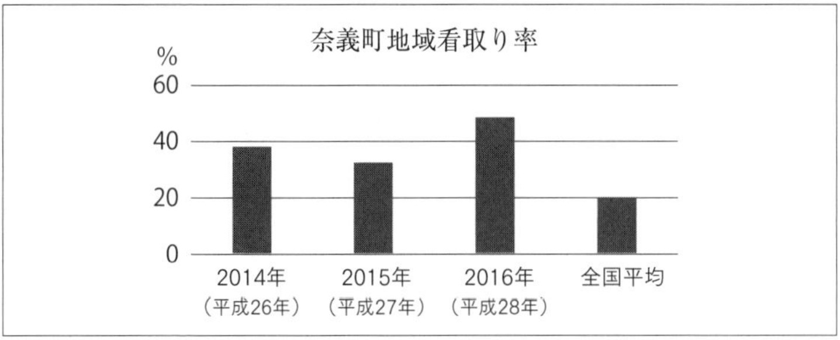

筆者作成

図５ 奈義町の地域看取り率の推移（厚労省，2016）

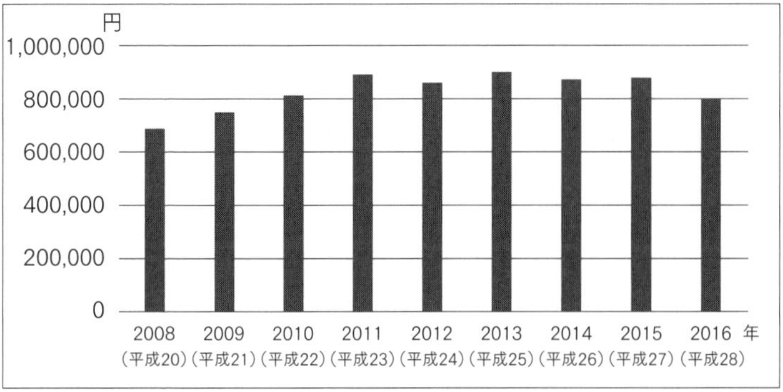

筆者作成

図６　奈義町の後期高齢者１人当たり医療費の推移（松下，2018）

富士通総研でも異なる評価方法で同様の地域看取り率評価（富士通総研，2017）を行っているが，そちらでも奈義町の地域看取り率は33％と全国（平均17.2％）でも高水準であった。

こういった取り組みにより，病院での死亡率の低下が見られ，奈義町での後期高齢者１人当たり医療費の推移は図６のように低下している（松下，2018）。取り組みとの因果関係を厳密に証明することは難しいが，高齢化に伴って年齢調整をしていない，後期高齢者１人当たり医療費は増加傾向になるのが通常の状況で，2013（平成25）年をピークに低下を認めている現状は特筆すべきと思われる。

４．家庭医療看護師育成と日本プライマリ・ケア連合学会への影響

奈義ファミリークリニックの所属する社会医療法人清風会岡山家庭医療センターでは家庭医療・総合診療専門研修プログラムと並行して，プライマリ・ケアに従事する多職種の育成にも取り組んでいる。看護師については法人独自の名称で家庭医療看護師と名付けプログラムを開発した。

ファミリークリニック６ヵ月・地域包括ケア病棟６ヵ月・訪問看護６ヵ月・老健３ヵ月・選択３ヵ月などをローテーション研修しながら，看護師として家庭医療やプライマリ・ケアの原理原則を学ぶ期間を設け，これまで４期生が終了している（石井,2014）。研修目標とローテーションを表1および図7で示す。

プライマリ・ケアを提供する法人内の施設を６ヵ月単位ではあるがローテーション研修しながら，事例をポートフォリオにまとめ，家庭医療の座学は専攻医の勉強会（表２）に参加し，学会の家庭医療夏季セミナーや学術大会に参加することで，幅広い視野を持った看護師の育成に成功した。４期生は研修終了後に法人内の地域包括ケア病棟の退院支援看護師となり，在宅

表1　家庭医療看護師コース 研修目標

施　設	研修目標
在宅支援診療所	小児を含めた予防医学的アプローチ，虚弱高齢者ケア，外来トリアージ，ケアマネジャー・介護スタッフとの連携，コミュニケーション，家庭医・家庭医療の理解
病院(療養型病棟)	在宅から入院への流れ，病棟カンファレンス，多職種との連携，ケアマネジャーや地域包括支援センターとの関わり，認定調査の理解
訪問看護ステーション	訪問看護の制度の理解，サービス事業所との連携，主治医との連携，在宅療養生活支援の理解
介護老人保健施設	介護老人保健施設の制度，入所前訪問，入所・通所システム，在宅判定会議の理解

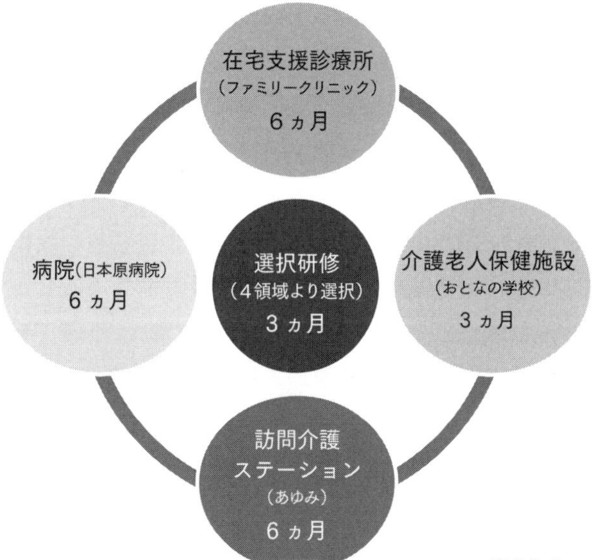

筆者作成

図7　家庭医療看護師コース ローテーション

表2 家庭医療・総合診療木曜日勉強会内容
（看護師・薬剤師も参加する内容）

(1) 家庭医療カンファレンス(生物心理社会アプローチを症例から学ぶ　年4回)
(2) 家庭医療コアレクチャー（家族志向のケア・患者中心の医療・EBM など　年9回)
(3) 行動科学ビデオレビュー（指導医，専攻医，看護師，薬剤師の面接を評価　年2回)
(4) ロールプレイ学習(個人や家族との面接を学ぶ　年3回)
(5) 振り返り発表(専攻医は年6回　看護師・薬剤師は年2回)

と病院を結ぶ機能を見事に果たしている。その他の修了生は，訪問看護ステーション勤務，在宅支援診療所勤務，行政の地域包括支援センター勤務など行っている。

同様の流れは日本プライマリ・ケア連合学会でも起きており，筆者が副委員長を務めるプライマリ・ケア看護師認定委員会では教科書（プライマリ・ケア看護学 基礎編）（日本プライマリ・ケア連合学会，2016）を発行し，全国レベルでの研修会が開始され，2019（平成31）年度には学会独自の認定を行い，16名が認定された。奈義町での取り組みはこのプロジェクトでも先行事例として活用され，今後の地域でのプライマリ・ケア看護師教育に役立つものと思われる。この教科書で取り上げられている目標を図8に示すが，今後はこれに基づいて研修を進め，学会認定のプライマリ・ケア看護師取得をこの地域でも推進していく予定である。

プライマリ・ケア看護師の教育の構造	組織マネジメント	リスク管理 魅力ある職場づくり 時間・人材のマネジメント 質向上(Continuous Quality Improvement)	専門職意識の醸成とキャリア向上
	地域の健康問題への対応	地域アセスメント・地域の問題解決 災害対応	
	幼稚園・保育園・学校の健康管理	学校保健(概論)	
	在宅療養支援	在宅医療を知る(概論) 看護の立場からの在宅療養支援 在宅緩和ケア・在宅看取り	・自己の実践の振り返り ・自己の生涯学習 ・研究論文を読み，まとめ，発表する ・看護師の教育
	疾病予防・疾病管理	臨床推論 患者教育 生活習慣病・慢性疾患の症状管理 コモン・ディジーズ，コモン・シンプトムへの対応 認知症ケア メンタルヘルス	
	患者と家族のライフステージに合わせたヘルスプロモーション	ヘルスプロモーション概論 感染症と予防接種 ライフステージと保健指導 虐待の発見と対応	

↑

プライマリケアの基本
プライマリ・ケア概論，医療システム，協働・連携，長期／生涯にわたる患者支援，人々の尊厳と権利擁護(患者中心の医療)，家族志向

出典：日本プライマリ・ケア連合学会「学会認定プライマリ・ケア看護師」
< https://www.primary-care.or.jp/nintei_nu/elearning.html >
2019年1月6日アクセス

図8 プライマリ・ケア看護師の研修目標

5．家庭医療薬剤師育成の取り組み

上記の法人内部での家庭医療看護師育成とは別に，地域のマスカット薬局と連携して家庭医療薬剤師レジデンシーを行い，現在４期生が研修を開始している。週１日の研修を継続する中で臨床推論，コミュニケーション，チームケアなどを学び，地域で活躍する薬剤師としての機能を習得する研修である。日本プライマリ・ケア連合学会のプライマリ・ケア認定薬剤師制度が座学に重きを置いていることから，実践面を補完する取り組みを行っているが，全国でも同様の薬剤師教育を模索している状況として日本で初めての試みを行った実績はあると言える(中西 他，2016)。

薬局でのプレ研修期間は家庭医療・総合診療専攻医の勉強会（表２）に参加して，座学やロールプレイを共に学び，その後の１年間は奈義ファミリークリニックで午前中は外来患者の予診や特養の訪問，午後は訪問診療同行，夕方は再度外来の予診を行うことで，医師の臨床推論アプローチ，コミュニケーション技法，家族志向のケア，地域包括ケアの基礎を学ぶ（図９，10)。

外来での予診では，医学生低学年レベルと同様の教育からスタートし，最初はコミュニケーションに重きを置いた医療面接技法と患者中心の医療の方法論の適応，臨床推論で必要となる病歴聴取とカルテ記載（OPQRSTを用いた症状の分析）（松下，2019）に専念し，特養や訪問診療の同行で身体診察の基礎（バイタルサインの見方，肺の副雑音の聴取，脈拍不整か

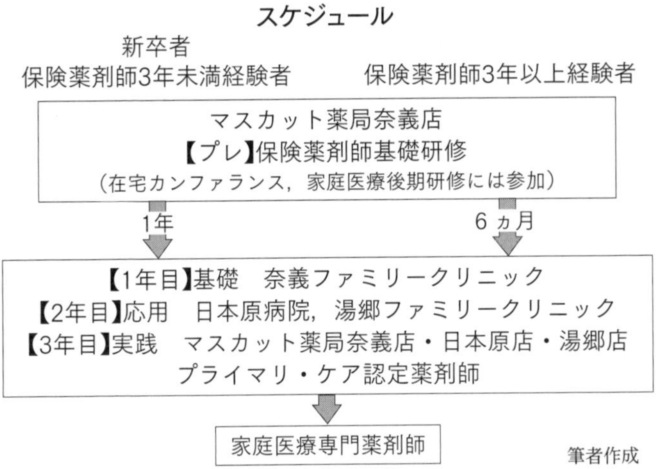

筆者作成

図9　家庭医療薬剤師コースのスケジュールと研修内容

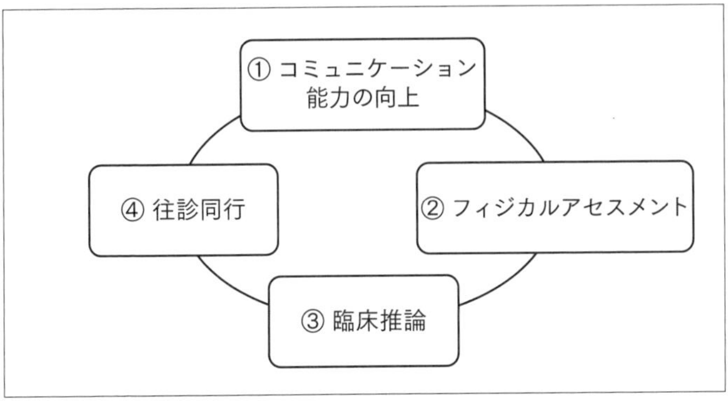

筆者作成

図10　家庭医療薬剤師養成のステップアップ

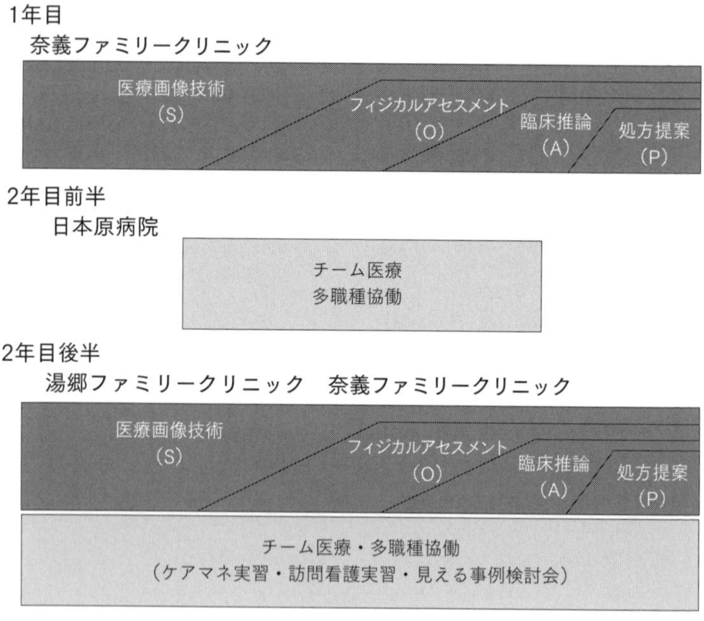

筆者作成

図11　多職種協働を通した学び

ら心房細動を発見する方法）などを学ぶ。後半は家族志向のケアの理解と家族との面接技法，身体診察や臨床推論のアセスメント欄への記載，最終的にはカルテのプラン欄にも記載を求めることで1年を通してステップアップする仕組みとしている（図10）。

臨床推論・患者中心の医療・家族志向のケアについては，筆者が津山中央病院の初期研修医向けに月1回行っている勉強会に家庭医療薬剤師レジデントも参加し，グループワークやロールプレイを通して胸痛・腹痛・頭痛・意識障害など一般的な病態の臨床推論能力を高め，医療面接や家族面接の基礎を学ぶ。毎年，初期研修医と切磋琢磨することで，２年目や３年目に参加する際に自らの成長を実感できるメリットもある。２年目も上記の勉強会参加を行いつつ，前半の半年間は日本原病院の地域包括ケア病棟で過ごし，多職種ミーティングや病棟回診，心療内科外来同席，リハビリ職種の業務同行などを経て病院内での多職種の在り方を，看護師，ケアスタッフ，リハビリスタッフ，ソーシャルワーカー，臨床心理士などから学ぶ(図11)。

２年目後半の半年は，湯郷ファミリークリニックで外来の予診能力の発揮と，訪問診療に薬剤師として同行して役割を担う。また，地域でのカンファレンスや多職種勉強会（後述する「見える事例検討会」含め）にも積極的に参加し，地域での多職種の在り方についても理解を深め，同時に薬局での活動にどう活かすか振り返ることとしている。１年目の奈義ファミリークリニックでの研修と比べ，より積極的に薬剤師として取り組み，自信をつける時期となっている。外来での予診能力は診療所所属のスタッフ看護師と同等のコミュニケーション能力を発揮し，臨床推論能力も初期研修医１年目と同等レベルを発揮できている。

３年目は地域の薬局に所属して，これまで学んできた内容を薬剤師として地域に還元し，後輩教育に関わりながら，週１日の診療所研修と勉強会参加を継続している。

上記の看護師と薬剤師の教育において，勉強会などは家庭医療・総合診療専攻医と合同で行い（表２），プライマリ・ケアや家庭医療の原則を一緒に学ぶ意義はIPE（Interprofessional Education；多職種連携教育）の面でも大きく，全国の家庭医療・総合診療専門研修プログラムからも注目を集めている。全国に約400存在する家庭医療・総合診療の専門研修プログラムとのリンクを期待している。

6．週に1回の在宅ミーティング，月1回の地域ケア会議や見える事例検討会を通してできた地域ケアチームと多職種の活躍

奈義ファミリークリニックでは毎週木曜日の昼の時間に，ケアマネ事業所を1ヵ所ずつ招いて在宅ミーティングを開催している。各ケアマネが受け持つ対象者の情報交換を定期的に行う場で，ケアマネと主治医だけでなく，クリニックの看護師・医事スタッフ，訪問看護師，薬剤師も参加するが，上記の専攻医や家庭医療看護師・家庭医療薬剤師の研修生には地域包括ケアを担う多職種カンファレンスに定期的に参加できる機会となっている。

また，奈義町では月に1回の地域ケア会議を開催し，奈義町内での困難事例のカンファレンス，新しい事業所の紹介，それぞれの取り組み紹介などで地域包括ケアチームを顔の見える関係にすることに成功している。こういった奈義町全体での多職種の会議にも参加することで，専門職としての意見をはっきり述べつつ，プライマリ・ケアの現場で重要な点は何かという学びを学習者は得ている。

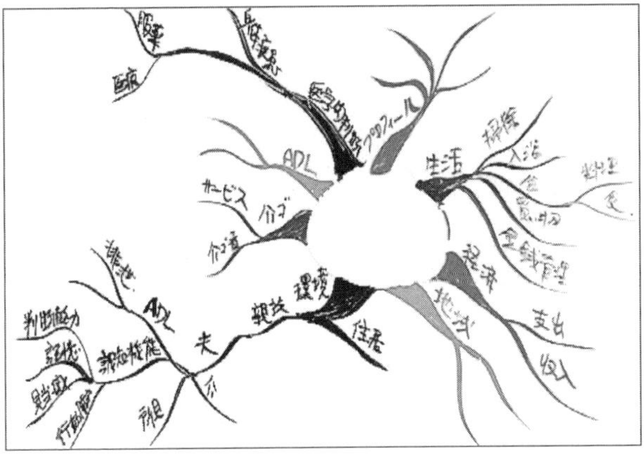

出典：エーザイ株式会社「マインドマップを活用した『見える事例検討会』がスタート
< http://aricept.jp/alzheimer/dementia/2012_winter/ ds05_02.html >
2019年1月6日アクセス

図12　見える事例検討会で用いるマインドマップ

　また，勝央《しょうおう》町と合同で在宅医療介護連携の研修会を行い，「見える事例検討会」（八森・大友，2015）のファシリテーターを２年間で33名養成し，年２回の困難事例検討会を開催しながら，さらに広域での顔の見える関係作りにも取り組んでいる。マインドマップを利用したこの検討会は多面的に事例を検討でき，困難事例の解決策を導くことが可能となる（図12）。家庭医療薬剤師レジデントもこの研修を受け，地域での「見える事例検討会」のファシリテーターとして活躍している。最近では地域内の開業医からの依頼や，近隣市町村からの依頼で，臨時の「見える事例検討会」を開催し，地域の薬剤師・看護師が活躍する原動力ともなっている（図13）。

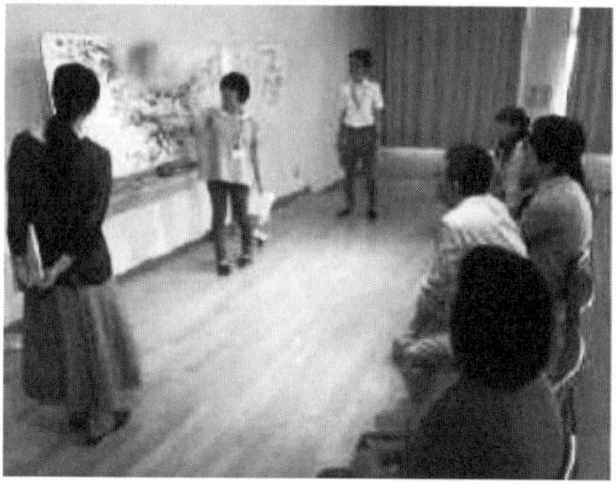

図13　見える事例検討会風景

7．考察

1）事例に総合診療医の専門性がどう活かされたか

取り組みを振り返ってみると，総合診療医の専門性が各々の場面で発揮されていると思われる。日本専門医機構は総合診療専門医の７つの資質・能力として以下のものを挙げている。１．包括的統合アプローチ，２.一般的な健康問題に対する診療能力，３．患者中心の医療・ケア，４．連携重視のマネジメント，５．地域包括ケアを含む地域志向アプローチ，６．公益に資する職業規範，７．多様な診療の場に対応する能力。

今回の事例では上記７つの資質・能力の１．２．３．が事例の(1) 家庭医療・総合診療専門医育成，(2) 家族志向のケアに強く影響していたと考えることができる。

また，上記７つの資質・能力の４．５．６．が事例の (3) 24時間体制の訪問診療と看取り，(4) 家庭医療看護師育成，(5)

家庭医療薬剤師育成，(6) 在宅ミーティング・地域ケア会議や見える事例検討会を通してできた地域ケアチームと多職種の活躍，に影響して地域包括ケアの実践をより容易とし，結果としての地域での健康問題解決能力向上や，地域看取り率向上，ひいては後期高齢者医療費減少にも成功している。

さらに，上記７つの資質・能力の７．を通して，事例 (1) 地域急性期病院への貢献も可能とし，一次医療だけでなく，二次医療，三次医療にも大きな影響をもたらすことができたと言える。

2) タスクシフティングの可能性（臓器別専門医の負担軽減，多職種連携など）

上記で述べたように地域急性期病院の当直や病棟業務負担軽減に家庭医療・総合診療専門研修が貢献してきたことは明らかである。

また，家庭医療看護師や家庭医療薬剤師育成のプロセスや地域での多職種連携研修会などを通して多職種のエンパワーにつながっていると実感され，地域包括ケアで必須とされる多職種連携力向上とタスクシフティングにもつながっていると言える。

3) 医療や社会に与えるインパクト

上記で述べたように，家庭医療・総合診療専門医の存在や家庭医療・総合診療専攻医教育，家庭医療看護師・薬剤師教育はこの地域の医療システムに大きな影響を及ぼし，プライマリ・

ケアと臓器別専門医の役割分担や多職種連携を通して地域のプライマリ・ケアチームによる新しい地域包括ケアシステムが構築されてきていると言える。

また，日本プライマリ・ケア連合学会が提供するプライマリ・ケア領域の看護師や薬剤師の教育インフラは整いつつあり，多くの地域で，認定看護師や認定薬剤師を目指して研修を積み，地域にある約400の家庭医療・総合診療専門研修とのリンクを通して，多くの看護師や薬剤師がプライマリ・ケアに特化した教育を受ける機会を期待している。

世界家庭医機構WONCAの元会長であった，Michael Kidd氏の著書では図が示されており，今後の方向性の参考になると思われる（Kidd，2013)。医療システムと日常診療と教育システムはリンクしており，それぞれがお互いに影響しフィードバックを受けているというもの（図14）と，もう一つは現場にフィットしない教育を提供するため，卒前卒後教育で学んだことが現場で活かせないという模式図（図15）である。四角の穴が必要とされる役割であるにもかかわらず，教育では丸いものを作るためにうまく適応できず，教育内容を見直して，現場にフィットする教育を提供すべきという内容であるが，医学・看護・薬学それぞれの卒前卒後教育でプライマリ・ケア領域にフィットする教育が現時点では十分行われていないことを理解できる図である。卒後教育については学会や日本専門医機構のプログラムが機能し始めているが，さらに卒前教育においてもプライマリ・ケア領域の教育を見直していくことが必要と思われる。筆者自身，多くの大学で授業を行っている

出典：Kidd（2013）

図14 医療システム・日常診療・教育システムのリンク

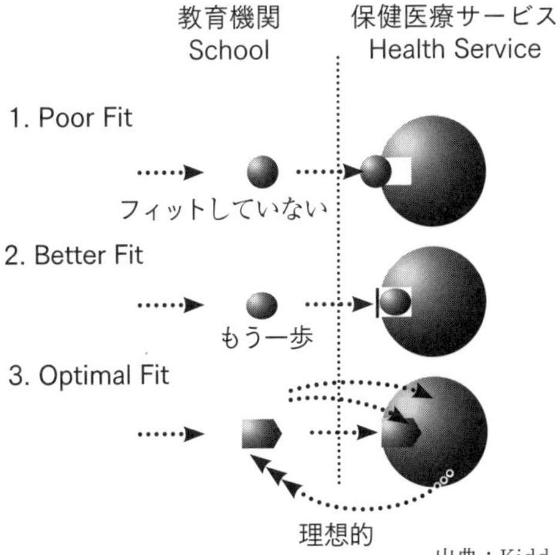

出典：Kidd（2013）

図15 教育内容と現場の不一致について

が，学生の目は輝いており，この領域に興味を持つ多くの若者が未来を信じ，プライマリ・ケア領域の職種として安心して飛び込んでいける世界を，国をあげて作っていく必要があり，2025年問題や2040年問題と言われる少子高齢化社会を地域包括ケアシステム構築で乗り切るには，教育の力を活かしていくべきと思われる。

4）他の地域での応用可能性とその実現のために必要な事項

全ての地域で同様のことが可能とは限らないが，１人の家庭医療専門医が地域に根付き，医師・看護師・薬剤師に教育を提供することで若いスタッフがそこに集結し，地域の医療・介護・福祉問題を解決することは他の地域でも応用可能と思われる。幅広い診療を行うだけでなく，若い医師・看護師・薬剤師の研修を提供することが地域を健康にする，という強い信念を持ち，多くの地域で取り組まれることが重要と思われ，行政や医師会のバックアップはその実現には欠かせないと思われる。

参考文献

石井絵里 他（2014）「清風会岡山家庭医療センターの家庭医療看護師養成コース―研修を終えて」第５回日本プライマリ・ケア連合学会学術大会（岡山，2014 年）

厚生労働省（2016）「在宅医療にかかる地域別データ集」＜ http://www.mhlw.go.jp/stf/seisakunitsuite/ bunya/0000061944.html ＞ 2019 年１月６日アクセス

中西由恵 他（2016）『保険薬局におけるレジデント制度「家庭医療専門薬剤師レジデンシー」を研修して～レジデントの立場から～』日本プライマリ・ケア連合学会

日本プライマリ・ケア連合学会編（2016）『プライマリ・ケア看護学 基礎編』南山堂

富士通総研（2017）「在宅医療・介護連携の推進に際しての地域の看取りの状況について」＜ http://www.zaitakuiryo-yuumizaidan.com/docs/

booklet/booklet45.pdf ＞ 2019 年 1 月 6 日アクセス

松下明 監訳（2006）『家族志向のプライマリ・ケア』丸善（McDaniel S *et al.*（2005）*Family-Oriented Primary Care*. Springer.）

松下明（2018）「奈義町での取り組み」「総合診療が地域医療における専門医や他職種連携等に与える効果についての研究 研究報告書（代表研究者 前野哲博）第 6 部 総合診療医の活動に関するモデルとなる事例集」438-447 ＜ https://soshin.pcmed-tsukuba.jp/education/report/pdf/okayama_06_001.pdf ＞ 2019 年 1 月 6 日アクセス

松下明（2019）「明日から行う臨床推論のススメ 薬学的臨床推論のイロハ」『調剤と情報』25（1）：9-13

八森淳，大友路子（2015）『みんなでつくる地域包括ケア 見える事例検討会』メディア・ケアプラス

Kidd M（2013）*The Contribution of Family Medicine to Improving Health Systems : A Guidebook from the World Organization of Family Doctors*（WONCA Family Medicine）. Routledge.

Matsushita A and Okada T（2008）"A Family Chart in the Electronic Age." STFM 41st Ann Spring Conference, Baltimore.

第６章
教育を軸にした大学－地域連携と地域包括ケアへの貢献

横谷 省治[1, 2]
1）筑波大学医学医療系 寄附講座地域総合診療医学
2）北茨城市民病院附属家庭医療センター

１．はじめに

近年，自治体や地域医療機関の出資による寄附講座などを開設し，大学が地域に医師を派遣する仕組みを多くの大学が作っている。一方で医学部が臨床教育の場として地域を必要としていながら，その確保に難渋しているケースも見受けられる。

筑波大学は早くから地域をフィールドとした卒前教育を行ってきた。また卒後臨床教育においても全国に先駆けて地域医療教育センター／ステーション制度（配置教員５名以上をセンター，５名未満をステーションと称する）を作って地域の医療ニーズに応えつつ教育資源を地域に展開することに取り組んできた。

本稿では筑波大学と地域との連携の実例を踏まえ，大学の教育資源の展開による地域包括ケアへの貢献を中心に述べていきたい。

2．医学部特有の地域貢献と地域包括ケア

1）大学の地域貢献

一般に大学は教育成果としての人材輩出や，研究成果の社会への還元という形で社会貢献をしてきたが，近年はより直接的な貢献が求められており，社会貢献は大学の「第三の使命」とされている（中央教育審議会, 2005）。2014年の調査（野澤, 2016）によると，大学の地域に密着した社会貢献，すなわち地域貢献の取り組みは，「公開講座の開催」，「学外で開催される講演会，社会教育事業への講師派遣」，「社会・地域問題への対処や地域活性化活動への教職員・学生の参画」，「国・自治体開催の委員会や基準・計画作りへの教職員の参加」が多い。医学部ではこれらに加えて特有のものとして「地域医療への貢献」がある。

2）生活モデルと地域包括ケア

地域医療と言った場合，今日では地域包括ケアシステムの構築が最優先課題となっている。医療に関する地域貢献を考えるにあたって，地域包括ケアとはどういうものか，猪飼（2011）の論考を参考に概観する。

1980年代から社会福祉，ソーシャルワークの領域で中核的なモデルとされてきた「生活モデル」が，今，ヘルスケアの領域にも拡大している。疾患の原因を除去する治療によって，治癒ないしは軽減を目指すというのが伝統的な「医学モデル（生物医学モデル）」である。これに対して生活モデルは，人の生

活の中での問題について，その人に関係する人的・物的諸要素の因果的ネットワークに着目し，生活の質の最大化を目指すものである。ヘルスケアにおけるパラダイムが医学モデルから生活モデルへ転換するのに伴って，地域包括ケアがこれからのヘルスケアのあり方とされるようになった。

疾病構造の変化や長寿化と少子化によって，障害，認知症，治らない疾患，そして止まらない加齢変化を抱えて生活していく人の割合が加速度的に増えている。これらの高齢者が人数としては最も恩恵を受けることになろうが，地域包括ケアは全ての住民を支えるものである。

地域包括ケアは，字義通り地域性と包括性の２つの性質を持つ。地域性の重視は，当事者をその生活の場である地域で支えるということと，多様なニーズに応える多様な資源が地域にあり，支援者も当事者の生活環境の近くにいるということである。

包括ケアとは，厚生労働省の定義では，住まい・医療・介護・予防・生活支援が一体的に提供されることである。一体的な提供とは，一つのシステムとして当事者に対応することであり，そのためには各支援者間の関係を構築し，ケアの目的を共有することが必要である。保健・医療・介護・福祉の各専門領域の中で医療が，さらにその中で医師が突出して権威を持つ構造では包括性を達成し得ない。従来，医師が強い権威を持つのは医学モデルにおいて医師が決定者であるためである。生活モデルがヘルスケアシステムの中核的な考え方になった場合，職種間の権威勾配は縮小していくであろう。

3．大学は臨床面で地域包括ケアに貢献できるのか

1）生活モデルに繋がる大学における臨床教育の変化

権威の頂点に立つとみなされてきた医学部と大学病院は，生活モデルやこれに沿ったヘルスケアシステムである地域包括ケアとは最も遠い位置にいるように見える。しかし，今でもそうであろうか。疾病の解明や診断，治療法の開発，診療ガイドラインでは太刀打ちできないような病態の治療など，医学モデルの実践において，医学部・大学病院は現在も抜きんでた存在である。同時に医学部の学生教育ではコミュニケーション，生活者の視点，多職種連携などが重視されるようになってきて，生活モデルという潮流は大学の医師養成教育を確実に変化させている。

臨床で難しい事例とは，医学モデルにおいては病態の未解明，稀少疾患，高度先進技術の必要性などを指すと考えられる。これを経験して学ぶ場として，特定機能病院である大学病院はふさわしい。高度の医療の提供，高度の医療技術の開発・評価および高度の医療に関する研修を役割とするのが特定機能病院である。

生活モデルで見た難しい事例とは，互いに影響し合う複数の疾患に罹患していることによる複雑さ，心理社会的な問題を背景にした複雑さ，患者の選好，周囲の環境や倫理的問題の絡む複雑さなどを指すと考えられる。医学生や研修医の教育においても，これらの臨床経験から学ぶために地域の現場で実習・研修することの重要性が指摘されている（Walters *et al.*,

2012)。医学生の地域医療実習は2006年の医学教育コアカリキュラム改訂で，研修医の地域医療研修は2004年の臨床研修制度で必修化された。

2）総合診療医と地域包括ケア

大学が臨床面で地域包括ケアの実践・教育・研究に貢献する場合，最も適任は総合診療部門である。総合診療医の専門性と地域包括ケアシステムの構築に果たすことのできる役割については，既に本特集の別稿で詳述されているので割愛する。ここでは，これまで述べてきた医学モデルや生活モデルの文脈で総合診療医の特性を検討してみる。

総合診療医の思考原理となっているのは，生物心理社会モデル（Engel，1977；WONCA Europe，2002）とこれを構造化した患者中心の医療の方法（Stewart *et al.*, 2013）である。生物心理社会モデルでは対象者を，体内に起こっている病的変化，対人関係さらに家族や社会も含めたシステムとして捉え，それらが対象者の疾患，症状，感情，生活等にどのように反映されているかを分析する。介入にあたっては，全体としての目的を決めたうえで，部分的な介入が全体にどう影響を及ぼすかを検討しながら行う。

生物心理社会モデルは，生物医学モデルへの批判から起こった，医師による病気の捉え方の転換である。これは社会福祉，ソーシャルワークの分野で医学モデルからの転換として起こった生活モデルと共通点が多い。臨床医としての思考の枠組みから見て，総合診療医は地域包括ケアの実践にも，生活モデルに沿った教育にも親和性のある特性を持っていることが分かる。現に医学部におけるコミュニケーション教育，多職種連携教育，地域医療教育などの実践報告や研究発表の多くが総合診療部門からなされている。

ヘルスケアの概念が医学モデルから生活モデルへ転換したと言っても，決して医学モデルが頓挫したわけではない。今日でも，そして将来も生物医学は進歩を続け，その恩恵を受ける人は増えていく。地域包括ケアシステムを効果的にするには，より効率的な医学モデルの展開ができるよう，医療機関の機能分担や不要な入院を減らすことなども必要とされる。現在進行している地域医療構想，すなわち病床機能による医療供給体制の再編はその一環である。

総合診療医は症候診断や evidence-based medicineにも力を入れており，これらは医学モデルでの思考である。つまり，医学モデルも生活モデルも自在に操れるのが総合診療医であり，地域包括ケアシステムのどの相でも貢献が可能である。

3）地域への教員派遣が教育と地域貢献を加速する

大学は教育・研究機関として必要な人材を擁し，教育ノウハウの蓄積と新たな教育方法を開発する能力があるが，大学病院は地域包括ケアの実践・教育の場とはなり得ない。一方で最適な実践・教育の場である診療所や中小病院といった地域の医療機関は，診療に忙殺されており，教育に時間を割くゆとりが乏しい。大学が地域の医療機関に教育スタッフを派遣することで両者が結びつき，総合診療医の養成や医学生・研修医の地域医療教育にふさわしい教育の場を作ることと，大学による地域貢献を両立することが期待される。

4．筑波大学総合診療科の取り組み

1）大学－地域連携型の総合診療部門の構築

筑波大学総合診療科はミッションに，「地域に生きる人々の豊かで健やかな暮らしに貢献します」と掲げ，地域医療への貢献を目的として教育や研究をどのように発展させるか，そのビジョンを明確にしている。地域との直接的な関係では，大学－地域循環型キャリアパスの提供，現場の視点を活かした研究の推進，地域包括ケアシステムの構築・運用などに力を注いでいる。

筑波大学総合診療科では，2006年に始まった茨城県の事業である「いばらき地域医療研修ステーション事業」を皮切りに，大学の持つ教育機能を地域の教育フィールドに展開する仕組みを構築してきた。自治体からの委託事業や自治体や地域の医療機関からの寄附金による寄附講座の形態をとり，これらの資金により大学が総合診療医を教員として雇用し，地域の医療機関に派遣して教育を行う仕組みである（前野・横谷，2018）。「地域で活躍する医師は地域で育てる」という理念を，大学，自治体，地域医療機関が共有した結果でもある。

現在，この仕組みでの教育拠点は茨城県内各所に及ぶ（図1）。教員は地域拠点と大学の両方で卒前教育（高屋敷，2018）と総合診療医養成教育（横谷，2016）に携わるとともに，地域貢献活動に取り組んでいる。

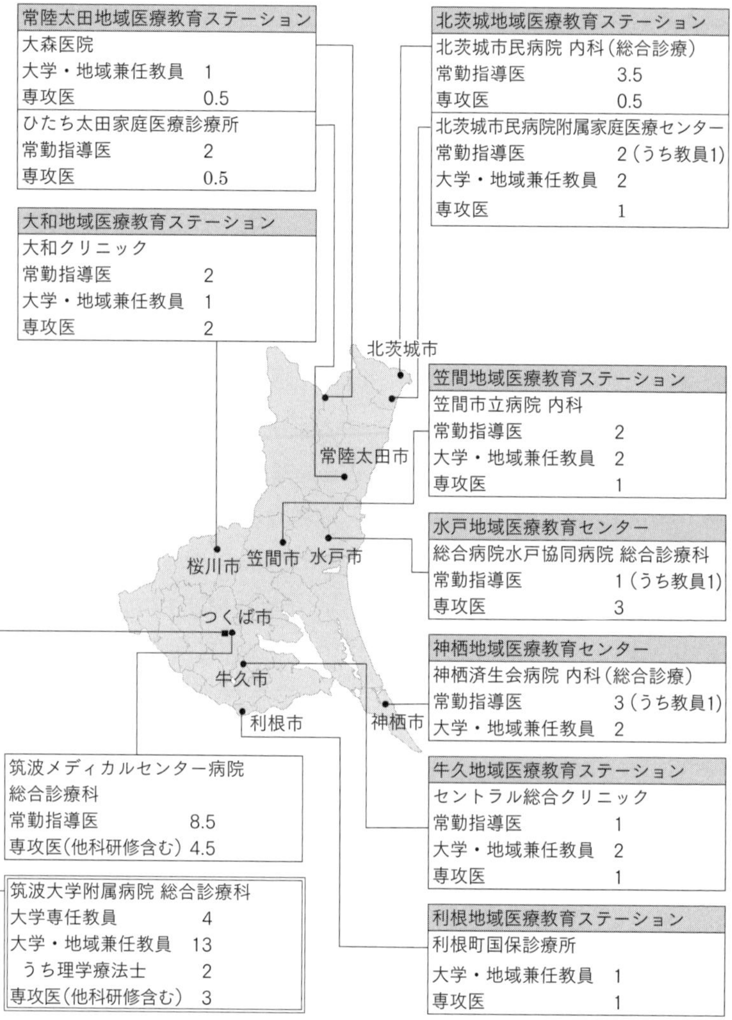

筆者作成

図１　筑波大学総合診療科の地域教育拠点と派遣している総合診療医数（2019年度）

総合診療医養成教育は，日本専門医機構の総合診療専門研修プログラム，および日本プライマリ・ケア連合学会の家庭医療後期研修プログラムに認定されている「つくば家庭医・病院総合医プログラム」によるものである。大学－地域連携の仕組みによって，プログラムには教育効果の高い研修の場が確保され，地域には指導医に加えて専攻医というモチベーションの高い若手の医師が赴任することになる。

地域貢献としては，良質な医療を提供できる医師の派遣のみならず，地域ヘルスプロモーション活動，地域包括ケアで活躍する人材の育成や地域互助活動の支援にも取り組んでいる。

なお，2018年度には各地の地域医療教育ステーションが合同して，複数の自治体と医療法人の寄附金からなる寄附講座地域総合診療医学が筑波大学医学医療系に設置された。複数の出資者による寄附講座になったことで，大学－地域連携による総合診療部門は資金面や継続性の面でより安定した。

2）北茨城市との連携の例

実例として筑波大学と北茨城市が連携して設置した北茨城地域医療教育ステーションを取り上げ，地域貢献の側面から詳しく紹介する。

(1) 連携の枠組み

①北茨城市について

北茨城市は，茨城県の最北端に位置し，筑波大学のあるつくば市からは約120km，自動車で1時間30分の距離にある。市の総面積の約80％は阿武隈高地に属する山林，東部は平地で太平洋に面している。元々は農業と漁業の町だったが，江戸時代末期から常磐炭田の開発が始まり，1970年前後の炭鉱閉山までは石炭産業で栄えた。その後，工業団地を造成して今日では製造業の比率が高い産業構造である。さらに海沿いでは温泉が湧き，小規模ながらも観光地としての側面もある。1960年までは６万人台の人口があったが2018年には４万3000人を下回り，高齢化率は33.2％と全国平均を５ポイント上回る。

人口10万人当たりの医療施設従事医師数が全国平均の約３分の１（80.6人）という顕著な医師不足地域であり（茨城県，2017），病院勤務医も診療所の医師も共に少ない。山間部には市内の医療機関まで自動車で１時間近くかかるような無医地区がある。

どの地域でも住民の多様なニーズに応えるために，各領域の専門医を揃えてほしいという声がある。しかし人口の少ない一次医療圏ごとに各科専門医を配置するのは非効率である。総合診療医は多様なニーズに応えることが専門性の一側面であり，人口の少ない医師不足地域も活躍できる場である。

②北茨城地域医療教育ステーションの設置

北茨城地域医療教育ステーションは2012年４月に市から筑波大学へ委託された事業で，北茨城市立総合病院（2014年11月に移転し北茨城市民病院と改称）に設置された。質の高い地域医療の実践，地域医療に従事する医師の養成，市民の健康向上に向けた事業の展開を目的とした。初年度は教員１名を非常勤医として，加えて翌2013年度は教員１名を常勤医として派遣し，内科（総合診療）の診療とともに医学生の地域医療実習のコーディネートと指導，市民を対象とした健康教室等を担当した。

北茨城市に派遣される大学教員の人件費は委託事業費から賄われ，専攻医の研修環境が整うとともに増やしていった教員以外の指導医や専攻医は市民病院による直接雇用である。

③家庭医療センターの開設

これと並行して，家庭医療の実践と教育の拠点となる診療所の開設について市と協議を重ねた。診療所の医師も少ない北茨城市においては，在宅療養支援診療所・病院ともに存在せず，在宅医療の供給不足解消が大きな課題の一つだった。同時に医療と介護・福祉との連携強化や，市民病院等の医療資源の利用効率化も課題であった。住民の日常的な健康ニーズを満たすことを病院機能の強化のみで行おうとすると，患者の集中と病院業務の分散によって医師ら職員の疲弊と非効率をもたらす。そこで，診療所をもう一つの拠点として設置し補完することで，十分な地域医療モデルが展開できると考えられた。これらについての共通認識を得られたことから，市民病院に附属の診療所を開設することが，市議会において全会一致で可決された。診療所は2015年６月に北茨城市民病院附属家庭医療センターとしてオープンした。同時に北茨城地域医療教育ステーションは家庭医療センターに移設した。家庭医療センターは市の南部に位置し，北部にある市民病院から自動車で20分弱の距離であ

表1　北茨城地域医療教育ステーションへの指導医と専攻医の派遣数推移

	年度	2012	2013	2014	2015	2016	2017	2018
北茨城市民病院内科（総合診療）	常勤指導医（内，教員）		1（1）	1（1）				4（0.5）
	大学・地域兼任教員	1	1	1				
	専攻医（卒後5年目以降）				2	1	2	0.5[a]
	小計（常勤換算）	0.4	1.4	1.4	2	1	2	4.5
北茨城市民病院附属家庭医療センター	常勤指導医（内，教員）				1	1	1	2（0.5）
	大学・地域兼任教員				2	2	2	2
	専攻医（卒後5年目以降）					1	1	0.5[a]
	小計（常勤換算）				2.1	3.1	3.1	3.6
	合計（常勤換算）	0.4	1.4	1.4	4.1	4.1	5.1	8.1

a：これに他の家庭医療後期研修プログラムの委託による専攻医が0.5人ずつ加わる

る。家庭医療センターの開設により，病院総合診療と家庭医療という総合診療の２本柱を市内に持つことになった。

家庭医療センターは，センター長である常勤指導医１名と大学教員である非常勤指導医２名により診療を始めた。２施設への指導医と専攻医の派遣状況を表１に示す。2015年度から後期研修３，４年目（卒後５，６年目）の専攻医が市民病院で総合診療研修を始めた。2016年度には家庭医療センターの患者数が増え，十分専門研修ができる体制になったため，専攻医は半年交替で市民病院と家庭医療センターの両方で研修することになった。市民病院は医療資源の少ない病院での入院，外来，救急を含めた病院総合診療研修，家庭医療センターは全年齢を対象とする外来，訪問診療と地域ヘルスプロモーションを含めた家庭医療研修と位置づけた。

なお，2018年度から寄附講座地域総合診療医学の発足に伴い，北茨城地域医療教育ステーションもこの寄附講座の活動の一部となった。

(2) 地域包括ケアへの貢献 －診療－

①家庭医療センターの診療実績

外来診療は年齢，性別，疾患の種類を問わずメンタルヘルスを含む全ての健康問題を対象とした。訪問診療では人生の最終段階にある患者の在宅医療を積極的に引き受け，住み慣れた地域で自分らしい暮らしを人生の最後まで続けられるよう，緩和ケアを含めた医療面からの支援を担っている。

家庭医療センターの診療実績としては，開設年である2015年度の1日平均患者数は44.4人であったが，2019年度には約100人（4～11月）と大きく増えてさらに増加傾向である。受診者のうち23％前後が15歳以下の小児である。2019年10月末現在の在宅受け持ち患者は110人で月間の訪問診療・往診数は約240件であった。家庭医療センター開設が市内の在宅医療件数の増加に繋がっているか検証するために，開院から2016年3月までの域内の訪問看護ステーションの訪問看護件数および薬局の訪問薬剤指導件数を調査した。家庭医療センター開院前と比べたそれぞれの増加件数は，家庭医療センターからの指示件数とおよそ一致しており，家庭医療センターの開設により市内の在宅医療の件数が純増していることが示唆された（宮澤他，2016）。

また市内無医地区への僻地巡回診療，輪番の休日当番医，市民病院の夜間・休日救急当直の一部も担い，医師不足の改善に広く貢献している。

②市民病院の診療の総合化と効率化

市民病院は一般137床，療養46床と規模は小さいながらも市内の二次医療の大半を担っている。また，自治医科大学卒業医師が義務年限中に勤務する病院となっている。医師不足地域の病院として住民の様々な医療ニーズに応えられるよう，内科は総合診療を指向し，救急診療でも幅広い症候を受け入れるようにしている。大学から派遣した指導医，専攻医は，自治医科大学卒業医師と協力して総合診療を強化するよう診療に取り組んでいる。また，家庭医療センターが市民病院の急性期医療の効率化に貢献している。家庭医療センターの開院前年の2014年11月に市民病院が移転・新築したため，家庭医療センター開院前後で比較することは難しい。そこで家庭医療センターが開院した2015年度と2016年度の市民病院の外来・入院患者数を比較した。1日平均外来患者数は2015年度が334.3人に対して2016年度は320.6人，延べ入院患者数は2015年度が45,726人に対して2016年度は46,217人であった（北茨城市，2018）。1日平均外来患者数は13.7人減ったが入院患者数は延べ491人増えている。この間に家庭医療センターの1日平均外来患者数（訪問診療を含む）は44.4人から64.1人と19.7人増えている。患者数の変動には様々な要因があるため単純な比較はできないが，家庭医療センターの開設により市民病院の外来業務が減り，生じた余力を病棟診療へ振り向けることができた可能性がある。

③医師数の増加

実は北茨城地域医療教育ステーション事業が始まってからも，北茨城市の医師数は増えていない。この理由は筑波大学と連携している北茨城市民病院および家庭医療センター以外の医療機関で医師数減や診療所の閉鎖などがあったためである。表1に示す大学から市民病院および家庭医療センターへの指導医および専攻医派遣は，それぞれの医療機関にとって医師数の純増になっている。

指導医を派遣することで地域における総合診療の教育が充実し，その結果，専攻医も派遣できるようになる。自治体や医療機関が個別に医師をリクルートして雇用するより，効率的に医師が増えることが示された。

(3) 地域包括ケアへの貢献－人材育成－

北茨城における事業では，地域の専門職に対する人材育成支援を行っている。現在は主に多職種連携と調剤薬局薬剤師の臨床推論能力向上に取り組んでいる。

①専門職連携

地域包括ケアにおける包括性を発揮するためには，専門職間の関係を構築し，ケアの目的を共有することが必要であることを既に述べた。専門職連携は地域包括ケアの要である。

後藤，横谷ら（2017）は北茨城市コミュニティケア総合センターと共同で2016年から翌年にかけて，保健・医療・介護・福祉専門職における職種間連携の現状と課題について調査した。調査は市内の看護師，薬剤師，リハビリテーション専門職，介護士，介護支援専門員，医療ソーシャルワーカー，社会福祉士と介護相談員，救命救急士および行政職に対する職種ごとのフォーカス・グループインタビュー（計16回）で行った。これによって，「医療職と介護・福祉職との意見の相違」，「自職種についての他職種からの理解不足」，「顔の見えない関係」などの問題点が浮かび上がってきた。各専門職はそれぞれの専門性を高めるだけでなく，他職種の専門性・役割を理解し，顔の見える関係を構築していくことが，よりよい職種間連携を実践していくうえで重要であると考えられた。

この結果を踏まえて，大学教員もメンバーである北茨城市在宅医療・介護連携推進協議会では2017年度から北茨城市多職種連携研修会を開催している。第1回では病院における退院前カンファレンスの様子を寸劇で見てもらい，「入院前」，「入院中」，「退院後」それぞれで各職種がどのように関われるか，多職種で構成したグループで討論を行った。参加者からは「他職種の役割が見えた」，「職種間での繋がりを考えられた」などの声が聞かれ，事後アンケートでは，「多職種の役割を知ることができたか」,「自分の役割について考えられたか」,「顔の見える関係が作れたか」についていずれも高い自己評価が得られた（高橋・吉本・横谷，2018)。顔の見える関係とは，単に顔を思い浮かべられる関係ではなく，その職種の役割，働き方，困っていることが分かり，相手個人の性格や考え方が分かるということを含む（森田・野末・井村，2012)。そのため研修会では，それぞれの職種の視点や使う用語，また個人として重視していることなどを知れるように意図して，一つのテーマについて多職種グループで討論を進めていく形式にしている。第3回からは約1ヵ月の間を置いた2回の研修を1セットとし，1回目の研修でテーマに関して自らの行動目標を決め，2回目の研修ではその「振り返り」をグループで行うという試みをしている。「振り返り」は経験について，できたこと・できなかったことをバランスよく冷静に評価すること，気づきや感情を言語化すること，自分の中で起きた変化を認識すること，そして次にどうするか新たな具体的な目標を立てることを目的としている。

これらの研修会の企画・運営には大学の教育資源が活かされている。一つのケースについて多職種の小グループで討論し，職種間コミュニケーションの促進や専門職連携・協働の重要性を学ぶ方法は，筑波大学の学生教育で行われているもの（前野，2014）を参考にした。自らの実践経験の振り返りは，複雑な問題を扱う専門職に必要な学習方法であり，総合診療医の養成で重視されているものである（日本プライマリ・ケア連合学会，2012)。

②薬局薬剤師に対する臨床推論教育

我々は2017年度から高萩薬剤師会，公益社団法人茨城県薬剤師会と共催で「北茨城・高萩薬剤師会研修会」として薬局薬剤師に対する臨床推論教育を始めている。

限られた専門職資源で地域包括ケアを実現するためには，地域の保健・医療・介護・福祉職が，それぞれの専門性を発揮しつつ，他の職種の専門性の一部も担うことが有用と考えられる。職種間の境界を越えて一部の権限と責任の委譲を伴う職能の拡大をスキルミックスという。地域におけるスキルミックスの一例として，薬局薬剤師が地域住民に対する健康相談機能を持つことが挙げられる。薬局は病院，診療所よりも地域住民の近所に配置され，気軽に訪れることができるので，最も身近な健康相談窓口になり得る。

これは厚生労働省が提唱する「健康サポート薬局」（厚生労働省，2017）でも推奨されている。保険調剤におけるかかりつけ薬局の機能を一歩進めて，地域住民の健康相談に乗り，必要に応じて受診勧奨，医療機関への紹介もできる，健康サポート機能の獲得が期待される。この機能を得るためには薬剤師が臨床推論能力を向上させる必要がある。前野らが開発した薬剤師への臨床推論教育プログラムは，薬局来局者の症状や病状について適切な情報収集ができ，対応の選択の迷いが減るという教育効果が明らかになっている（佐藤 他，2018）。教育プログラムは症候論，フィジカルアセスメント，情報伝達の３つのテーマで構成され，北茨城ではこのうち症候論の教育をシリーズで行っており，毎回30名以上の薬局薬剤師が参加している。

(4) 地域包括ケアへの貢献 －行政活動への協力－

2017年には家庭医療センターの隣に北茨城市コミュニティケア総合センター（通称：元気ステーション）が開設された。これは子供から高齢者まで，全ての健康・福祉・介護に関する相談窓口，市内の多職種協働の拠点，市民の自主的な助け合い活動のサポートなどの機能を持つ施設で，地域包括支援センター（市高齢福祉課），社会福祉協議会，北茨城地域自立支援センター（茨城県理学療法士会への委託事業）の３者が合同して運営している。家庭医療センターの教員や指導医はこの施設の構想段階から提言を行ったり準備委員会の委員を務めたりし，オープン後は施設の運営や実際の業務の連携で密に関わっている。

専門職連携の項でも述べた北茨城市在宅医療・介護連携推進協議会は，在宅医療・介護の現状と課題を踏まえ，連携推進を目指し具体的な事業に取り組むために設置された。筑波大学からは医師と理学療法士の２名が委員となり，それぞれの専門職としての知識，大学での教育，研究の経験を活かした現状分析や課題の抽出，研修事業での教育ノウハウの提供等の貢献をしている。

(5) 地域包括ケアへの貢献 －ヘルスプロモーション活動－

ヘルスプロモーションは地域包括ケアの文脈で言えば，自助能力の向上に資する活動である。北茨城地域医療教育ステーション事業の開始当初から，所属する教員，指導医や専攻医が様々な機会に住民対象の健康教室を行っている。また教員が市役所職員へのメンタルヘルス講習を毎年行っている。2016年度からは市内の全小中学校（小学校11校，中学校５校）でがん予防の授業を行っている。

①小中学校がん予防教育

2016年12月に改正されたがん対策基本法において，「がんに関する教育の推進のために必要な施策を講ずる」旨の文言が新たに記載され，また2017年告示の新学習指導要領では中学校および高等学校において「がんについても取り扱うものとする」と明記された。これらを受け，学校現場で外部講師によるがん教育が推進されているところである。

北茨城市では全国に先駆けて，小学校６年生と中学校３年生にがん予防とがん検診についての教育を始めた。背景として，北茨城市は男女とも悪性新生物の標準化死亡比が有意に高いこと(茨城県，茨城県立健康プラザ，茨城県総合健診協会(2017)『平成29年茨城県市町村別健康指標』)，全てのがん検診で受診率が全国平均を大きく下回っていることがある。

授業の内容は，河村らが開発した「学童向けがん教育プロトタイプ版」（河村・助友・片野田，2010）を元に構築し，がんとは何か，生活習慣と関連したがんの予防，がん検診，がんの治療（緩和ケアを含む）について，児童・生徒の興味を惹き，分かりやすい内容とした。児童・生徒には，授業で学んだことや感じたことを家族に伝え，がん検診の受診を勧めるよう促した。

講師は大学教員を中心に，家庭医療センターで専門研修をしている専攻医や家庭医療センターで臨床実習をしている医学生が務めた。授業の前と授業の数日後で小学校の児童にアンケート調査を行ったところ，がんの予防についての正しい知識が有意に増え，がんが怖い理由として「予防できない」が27.0%から11.7%に有意に減り，74.2%の児童でがんへの興味が増した。また，96.0%の児童が教わった内容を家族に伝えたいと回答し，学校でのがん予防教育が家族にも波及効果をもたらすことが期待された。

(6) 地域包括ケアへの貢献 －住民の互助活動の支援－

地域包括ケア研究会の報告書（2017）によると，地域包括ケアシステムの担い手を自助，互助，共助，公助に４分類している。これは主に費用負担者に基づいた区分であり，地域包括ケアシステムの中で果たす役割や実践内容を具体的に示したものではない。互助は,「相互に支え合っているという意味で『共助』と共通点があるが，費用負担が制度的に裏付けられていない自発的なものであり地域の住民やボランティアという形で支援の提供者の物心両面の支援によって支えられていることが多い」と説明されている。

北茨城市内の高齢化した団地において，互助活動を自主的に模索している町内会がいくつかある。例えば，ほとんど地域住民と交流がなく外出することもない「閉じこもり」高齢者を地域活動に誘い出すために，地域でラジオ体操を始めて，成功した。このようなボトムアップによる地域の互助活動に大学の教員が参加しつつ，活動のプロセスや地域特性を観察している。成果を他の地域の特性に合わせて移転・応用することで，トップダウンではない形で互助を強化することを目指している。

(7) 地域包括ケアにおける医学生の教育

医学生の地域医療実習は2012年度から市民病院（当時は市立総合病院）を拠点に始めた。家庭医療センター開院後はこちらに拠点を移し，家庭医療センター内の学生宿泊施設に３～４名のグループが１または２週間滞在して行っている。診療のみならず介護関連施設，保健センターや社会福祉協議会の事業での実習，自らの足で地域を歩き，住民とふれあう中で地域の特性を知り，地域医療について考えることを目的とした地域視診などを取り入れ，地域包括ケアを学ぶものとした。2017年度は１週間コース26名，２週間コース24名を指導した。これは，筑波大学医学群医学類の学年の約半数に相当する人数である。また２年生の早期体験実習で９名が訪れた。

滞在型実習の学生の感想からは，「地域全体を一つの有機体として捉えて問題解決に取り組む姿勢を学べた」，「様々な職種が協力して医療，介護が成り立つことを心に留めて，積極的に情報共有をしていきたい」，「治療の選択では生活背景，家庭の環境，本人の気持ち等多くのことを考慮しなければならず，患者さんにとって一番の選択をするのは本当に難しいこと」など，診察室に留まらない実習だからこその学びが得られていることが読み取れる。

小中学校がん予防教育の項で述べたように，実習に来た医学生が小中学校での健康教育の講師を務めるなど，地域貢献にも関与することができている。また，実習を受け入れる事業所は時間的な負担が生じるものの，教えることで自らの活動を再評価して改善に繋げることがあるなど，受け入れ側への効用も認められている。

(8) 研究活動

現在は研究職の教員２名も所属し，大学と北茨城市を行き来しながら，北茨城市における多職種協働や市民の互助活動・ネットワーク作りのサポートに携わっている。本稿では研究について詳述しないが，北茨城市をフィールドにした教員による研究ばかりなく，大学院生の研究フィールドになるようコーディネートも行っている。

5．他の地域での導入の可能性

本稿で紹介した北茨城市との連携を含む，筑波大学総合診療科と各地域との連携は，教育と地域貢献が結びつくことによって，大学と地域が互恵的な関係となり成立している。大学側から見れば，総合診療医の養成と医学部卒前教育のために必要な教育の場と教員を確保でき，地域側から見れば，総合診療医が派遣されることによって診療分野偏在の解決の有力な手立てとなり，かつ地域包括ケアシステムの構築にとても有用な人材を確保できる。

両者を結びつけるのに必要なのは教育への出資である。大学の人員と予算は大学内での教育と研究だけで逼迫しているため，地域貢献活動を展開するにあたっては，人材と資金の確保が重要な課題であり，これを受益者が負担するのが一法とされる（野澤，2016)。しかし地域の出資者が大学へ出資することは，全額分が地域貢献として返ってくるわけではないため，自治体の立場からは直接的な市民サービスにならない部分，地域医療機関の立場からは診療報酬に繋がらない部分が少なからずあることが障壁となる。地域で活躍する医師は地域で育てるという理念を大学，自治体，住民，地域医療機関が共有し，教育への投資に理解を得ることが重要である。

筑波大学の事例のような大学－地域連携の仕組みを維持・発展させるために必要なことを整理すると，1）総合診療医という適材による地域貢献と，それらが総合診療医養成や卒前の教育，また研究と密接に繋がっていること，2）大学が人材を含む教育資源を提供するために必要な資金を地域が負担することである。

医師不足地域では賃金を格段に上げることで医師を確保しようとすることがある。一般に賃金は人材の需給バランスによって変化するものであり，理に適っているように見える。また，うまく応募があれば即効性のある方法である。しかし，その医師が地域医療に興味があるとは限らず，医療の質も保証されない。阪本ら（2011）が行った地域医療実習を終えた医学生への調査では，医師不足地域で勤務する際に必要な環境として「指導体制」(42%) が最も多く，次いで「医師間での業務シェア」(24%) が挙げられ，「給与」を挙げた医学生は６％に過ぎなかった。

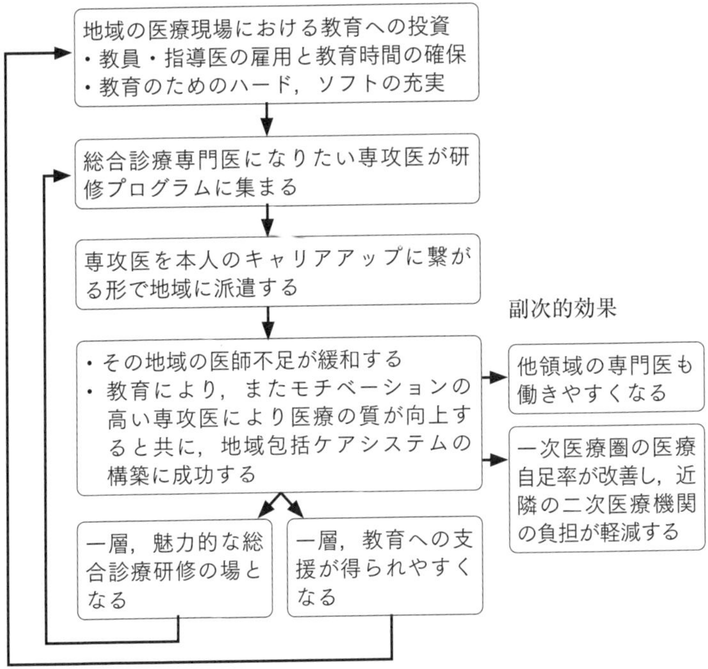

筆者作成

図2　教育を軸とした大学－地域連携による好循環

また，奨学金貸し付けと一定期間の勤務による返還義務免除という仕組みだけ作って，教育環境を整えなかったり，医師の希望に添わない配置を強制したりすると，医師にとって質の高い研修や地域社会への貢献といったモチベーションを持ち得ず，単なる義務消化期間になる恐れもある。

適切なフィールドで質の高い実践と教育が行われれば，総合診療専門研修としての魅力が高まり，人材が集まりやすくなる。人材が集まることで地域への貢献もさらに高まる。大学−地域の連携によって，このような好循環（図２）を生むことが可能となる。ただし，この好循環が生じるまでには数年以上の時間がかかる。出資者との協議の中で，投資のリターンが得られるまでのタイムラグについて理解を得ることも必要である。また医療の質の向上は，ユーザーすなわち住民からは見えづらいため，これを見えるようにする研究も必要であろう。

医師の絶対数が限られていることから，本稿で紹介したような手厚い教育環境を全ての地域で整えることは困難である。手厚い教育体制の整った地域で育てた医師を，教育体制の比較的薄い地域に一定期間派遣するという地域間循環の仕組みも構築していく必要があると考える。

参考文献

Engel G（1977）“The Need for a New Medical Model: A Challenge for Bio-medicine,” *Science*. 196：129- 136

Stewart M, Brown JB *et al.*（2013）*Patient-Centered Medicine: Transforming the Clinical Method*. 3rd ed. London: Radcliffe Publishing.

Walters L, Greenhill J *et al.*（2012）“Outcomes of Longitudinal Integrated Clinical Placements for Students, Clinicians and Society,”*Medical Education*. 46（11）：1028-1041

WONCA Europe（2002）“The European Definition of General Practice/family Medicine” ＜ http://citeseerx. ist.psu.edu/viewdoc/download?doi=10.1.1.379.9875&r ep=rep1&type=pdf ＞ accessed December 25, 2018.

猪飼周平（2011）「地域包括ケアの社会理論への課題：健康概念の転換

期におけるヘルスケア政策」『社会政策』2（3）：21-38

茨城県保健福祉部厚生総務課（2017）「平成 28 年茨城県医師・歯科医師・薬剤師調査の概況」＜ http://www. pref. ibaraki. jp/ hokenfukushi/ koso/ i ji/ koso/ stachischics/doctor-dental-drug/documents/h28_allfiles.pdf ＞ 2018 年 12 月 25 日アクセス

河村洋子，助友裕子，片野田耕太（2010）「学童向けがん教育の開発と評価：がん教育の在り方への示唆」『熊本大学政策研究』1：69-84

北茨城市（2018）『統計きたいばらき平成 29 年版』

厚生労働省（2017）「平成 29 年 11 月 15 日第 3 回医薬品医療機器制度部会・資料 1　健康サポート薬局の現状について」＜ https://www.mhlw.go.jp/file/05-Shingikai-10601000- Daijinkanboukouseikagakuka-Kouseikagakuka/0000184920.pdf ＞ 2018 年 12 月 25 日アクセス

後藤亮平，横谷省治 他（2017）「保健医療福祉専門職における職種間連携の現状と課題 ―茨城県 K 市における専門職フォーカス・グループインタビューの実施―」『第 10 回保健医療福祉連携教育学会学術集会抄録集』

阪本直人，大久保英樹 他（2011）「医学生から見た将来医師不足地域で勤務する際に求められる環境」『医学教育』42 suppl.：144

佐藤卓也，後藤亮平 他（2018）「薬局薬剤師に対する臨床推論教育の導入とその効果の検証」『医療薬学』44（10）：496-502

高橋聡子，吉本尚，横谷省治（2018）「多職種連携 多職種で共通のビジョンをもとう」『G ノート』5（3）：349-356

高屋敷明由美（2018）「総合診療医が大学と地域をつないで企画実施する「筑波大学における体系的な卒前地域医療教育プログラム」の事例」『厚生労働行政推進調査事業費補助金「総合診療が地域医療における専門医や多職種連携等に与える効果についての研究」報告書』463-476

中央教育審議会（2005）『我が国の高等教育の将来像（答申）』＜ http://

www.mext.go.jp/b_menu/shingi/chukyo/chukyo0/toushin/05013101.htm＞2018年12月25日 アクセス

日本プライマリ・ケア連合学会編（2012）『日本プライマリ・ケア連合学会基本研修ハンドブック改訂2版』南山堂

野澤一博（2016）「大学の地域連携の活動領域と課題」『産学連携学』13（1）：1-8

前野貴美（2014）「筑波大学における専門職連携教育の取り組み―大学間連携により展開する専門職連携教育プログラム―」『医学教育』45（3）：135-143

前野哲博，横谷省治（2018）「大学－地域連携型の地域医療／総合診療部門の構築」『厚生労働行政推進調査事業費補助金「総合診療が地域医療における専門医や多職種連携等に与える効果についての研究」報告書』453-462

三菱UFJリサーチ＆コンサルティング（2017）『地域包括ケアシステム構築に向けた制度及びサービスのあり方に関する研究事業報告書 地域包括ケア研究会 報告書 ―2040年に向けた挑戦―』＜https://www.murc. jp/sp/1509/houkatsu/houkatsu_01/h28_01.pdf＞2018年12月25日アクセス

宮澤麻子，横谷省治 他（2016）「北茨城市民病院附属家庭医療センター開院6ヵ月における在宅診療実績と地域の在宅医療活性化」『第7回日本プライマリ・ケア連合学会学術大会抄録集』357

森田達也，野末よし子，井村千鶴（2012）「地域緩和ケアにおける「顔の見える関係」とは何か？」『Palliative Care Research』7（1）：323-333

横谷省治（2016）「地域の最適な研修の場に大学の教育機能を展開 ―筑波大学プログラム（つくば家庭医・病院総合医プログラム）」草場鉄周監修『総合診療専門医シリーズ［4］総合診療専門研修の手引き 何をどう教え学ぶか 工夫と実例』299-307，中山書店

第7章

地域を支え，地域に支えられる病院を目指して

洪 英在[1]

1）三重県立一志病院 家庭医療科

1．はじめに

三重県立一志《いちし》病院は1945（昭和20）年の日本医療団家城《いえき》診療所開設に端を発し，1948（昭和23）年の県立病院化を経て，70年を超える歴史を有する。本日に至るまで，当院の歴史は決して平坦ではなく，何度も存続の危機にさらされている。紆余曲折を経て，2007（平成19）年以降は三重大学家庭医療学教室からの絶大なる支援を得て，常勤医はすべて家庭医（以降，総合診療医と同義で使用する）で構成される体制が維持されている。家庭医体制より以前は，内科，整形外科，耳鼻科，外科など臓器別専門科の常勤医がいるミニ総合病院であった。ミニ総合病院から家庭医体制に至り，当地独自の地域包括ケアシステムが構築されつつある。当院のおかれている地域の

特性や当院の概要を説明したのち，当地域の地域包括ケアシステム構築の変遷，その内容について解説を加える。その後，このシステムが家庭医であり，地域の小病院であるからこそ構築できたことについて考察を加える。

2. 歴史

当院は津市の中でも白山《はくさん》町という中山間地域に立地し

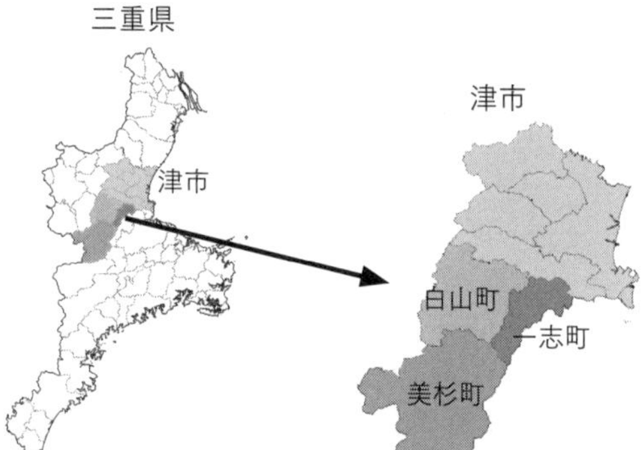

図１　県立一志病院の地理的環境

表１　県立一志病院の診療圏と高齢化の現状

	面積(km2)	人口(万人)	高齢化率(%)
津市全体	711	28.0	28.8
美杉町	207	0.4	59.0
白山町	112	1.1	39.7
一志町	47	1.5	30.1

出典：津市ホームページ　年齢別人口等　平成 30 年 6 月末現在

(図1)，津市の一志町，白山町，美杉町を主な診療圏としている。その三町で津市の面積の約半分を占めるが，人口は津市の約10%に過ぎない。また，診療圏には高齢化率が60%に至ろうとしている地域も含まれており，高齢過疎化が進んだ地域の診療を担っている（表1）。主だった産業は林業であったが，林業が衰退したのち，他の産業への転換がうまくいかず，出稼ぎに出るものも多く，人口流出が止まらない地域である。1992（平成4）年から25年間で，白山町は25%，美杉町は50%人口減少している。そのような，限界集落を多数診療圏に抱えている。

ミニ総合病院としてこの地域の医療を担ってきたが，医師確保ができずに診療科の閉鎖，再開などを繰り返した時期もあり，入院，外来患者数が減少し赤字が増加しつつあった。知事や県議会などの方針と現場医師の意向との差異から常勤医師の一斉退職など経験している。そのような中，2007（平成19）年度より三重大学家庭医療学教室の全面的な支援のもと，家庭医が派遣され，家庭医療科のみの単科病院へ転換され，現在に至る。

3．地域包括ケアシステムの構築の流れ（図2）

1）保健・医療・福祉連携会議の設立

当院が家庭医体制になって以降，病院で行われる診療に変化が現れる。家庭医体制以前は，病院内において専門的な臓器別各科の医療を提供することが主であった。家庭医体制になって

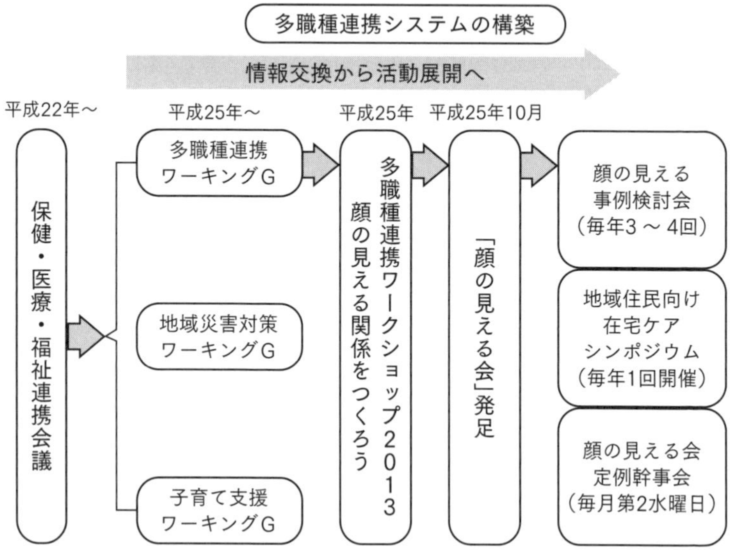

図2　多職種連携システムの構築

以降は，臓器にこだわらない，患者のニーズに応じた診療が提供されるようになる。また，活動範囲は院内にとどまらない。包括支援センターや保健師，ケアマネジャーなどと協働しての患者家族の生活全般を支える対応が当たり前に展開されるようになる。そのような活動を通して，地域の課題が浮き彫りになるが，それに対して有効な対応ができないもどかしさを当時の医師たちは感じるようになっていた。また，地域の方とのつながりは持てるようになったが，地域全体の健康増進への取り組みができないことに対するもどかしさも感じるようになっていた。

そのもどかしさから，2010（平成 22）年，当時の院長が関係機関に呼び掛けて始まったのが，保健・医療・福祉連携会議（発足当初は地域ケア会議という名称であったが，2015〔平成27〕年に改称された）である。現在も続くこの会議は，保健・医療・福祉関係者が，地域在住高齢者の健康づくりを主目的とし，定期的に顔を合わせる，当地域の地域包括ケアシステム構築のきっかけとなった会議である。会議は保健師，地域包括支援センター職員，社会福祉協議会職員と当院スタッフ，という公的機関のメンバーで構成された。

年に数回情報交換を行う中で，地域の課題の整理が行われ，情報交換だけでなく，地域へ活動を展開していく流れが生じた。その中で，活動グループとして，「多職種連携ワーキング」，「地域災害対策ワーキング」，「子育て支援ワーキング」が立ち上がり，メンバーが分かれ，活動を行っていくこととなった。

地域災害対策ワーキングは災害時のことを想定して活動するグループである。地元の消防団とも連携を取り，ともに災害対策の先進地域に視察を行ったりしている。子育て支援ワーキングは，少子化が進み過疎化が進む地域においては，親同士の交流が難しい側面がある。そのために，親同士の交流の場を提供する活動を行っている。また，この数年は発達障害に関する勉強会なども開催するに至っている。多職種連携ワーキングに関しては，次項にまとめる。

2)「顔の見える会」の発足

ここでは，「多職種連携ワーキング」から派生した「顔の見える会」について紹介を行う。保健・医療・福祉連携会議では，公的機関が集まり，活動を行っていたが，民間福祉事業所から参入したいと要望が出てくるようになった。公的機関だけではなく，民間も含めてどのような形で連携を行うことができるかを考える，「多職種連携ワークショップ 2013 ～顔の見える関係をつくろう～」が 2013（平成 25）年８月に開催された。その中で，公的機関，私的機関や民生委員や地域住民などすべての方が気軽に集う場があればよいのではないか，との意見が出たために平成 25 年 10 月に「顔の見える会」が結成され，毎月１回，夜間に有志が集って顔を合わせていくことが決まった（図３）。事務局は当院が担ったが，参加は自由であり，義務ではない。毎回，違ったメンバーになることもあった。そのようなゆるいつながりを意識した会が結成された。

毎月有志が集まって顔を合わせる中で，会の活動のアピールや，地域住民を巻き込んで活動を行いたい，という意見から，年に１回，住民向けの講演会を企画することになった（図４）。講演会時には，住民にわかりやすいように寸劇を交えるようにしている。また，具体的な事例を通した事例検討は，地域の課題を抽出する作業にもつながるだろうとのことで，年に３，４回程度事例検討会を開催することになった（図５）。その事例検討会は mind map を用いて行われる「見える事例検討会」の手法を取り入れることとなり，コアメンバーで２日間にわたる研修会を受講して事例検討会の質の向上を狙った。

年に１回の講演会＋寸劇，年に３，４回程度の事例検討会，毎月の会議，ともにコアメンバーは一定であるが，常に新たなメンバーが加わっている。この２年は保健医療福祉関係者では

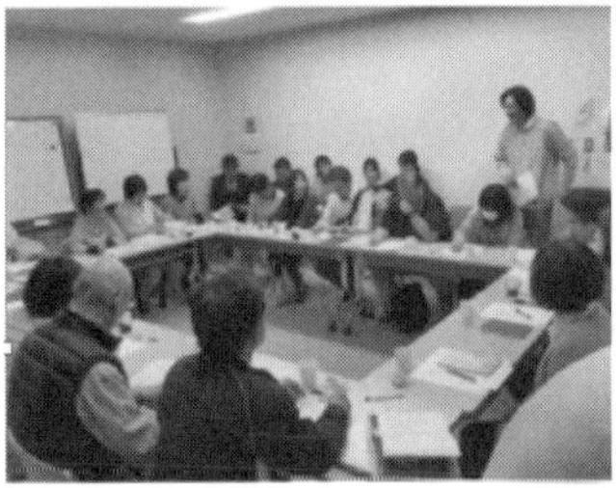

定例幹事会に参加している職種等
・保健師　・医師　・(訪問)看護師
・理学療法士　・作業療法士
・介護支援専門員　・介護福祉士
・社会福祉士　・高齢者施設管理者
・障がい者施設管理者　・地域住民
・地域包括支援センター職員　等

毎月1回，有志が集まって情報交換を行っている。
事務局は一志病院が担うが，代表，幹事などもなく，参加者全員がフラットな関係で自由に意見交換を行っている。

図3　顔の見える会の活動～定例幹事会～

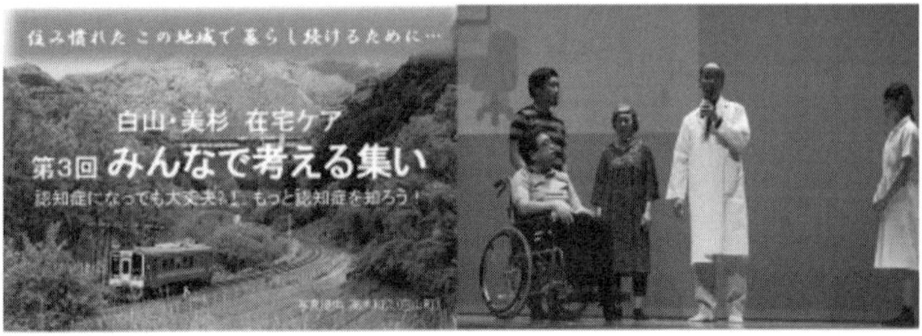

○ 地域の住民に，保健・医療・福祉のサービスが連携して活動していることをPR
○ 講演，寸劇，シンポジウムで「在宅ケア」を身近な問題として考えていただく
○ 寸劇を演じるのは，保健師，医師，看護師，薬剤師，理学療法士，ケアマネ，介護福祉士，施設長，介護中の住民など，顔の見える会のメンバー
○ シナリオの検討や，事前の寸劇練習を通じて，よりフラットな関係を構築
○ シンポジストは，地域で活動する保健・医療・福祉の専門職や自治会長等

図4　顔の見える会の活動～講演会，寸劇～

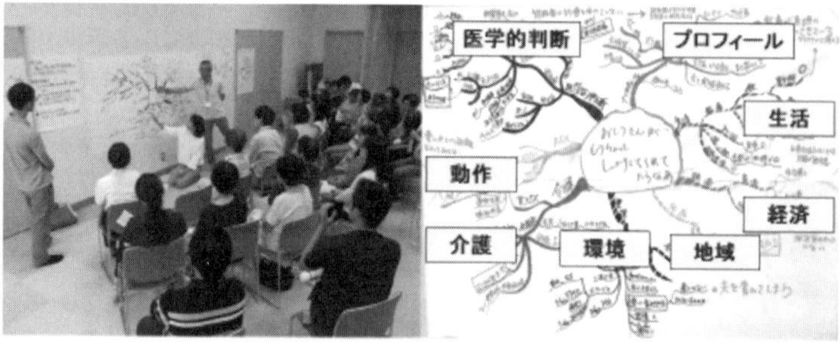

マインドマップを用いて，地域住民を交えて，保健，医療，福祉関係者で事例検討を行っている。

図５　顔の見える会の活動～事例検討会～

ない，地域住民もメンバーに加わっている。「来る者拒まず，去る者追わず」という雰囲気で常に門戸を開いているために，流動的であるが，メンバー数は常に確保されていると思われる。

3）多職種連携の効果

このように，2010（平成22）年の保健医療福祉連携会議が発端となって，この地域において多職種連携の取り組みが始まった。連携会議が始まって８年，顔の見える会が始まって５年が経過したが，様々な効果を参加メンバーが実感するようになっている。それを図６にまとめた。

保健師からは，対応している方々が福祉を必要とする状態に陥ったり，病院との連携が必要となった際に，連携を取る相手を知っているために，連携を早期に取ることができるようになった。また，保健活動の講師を病院スタッフや福祉スタッフ

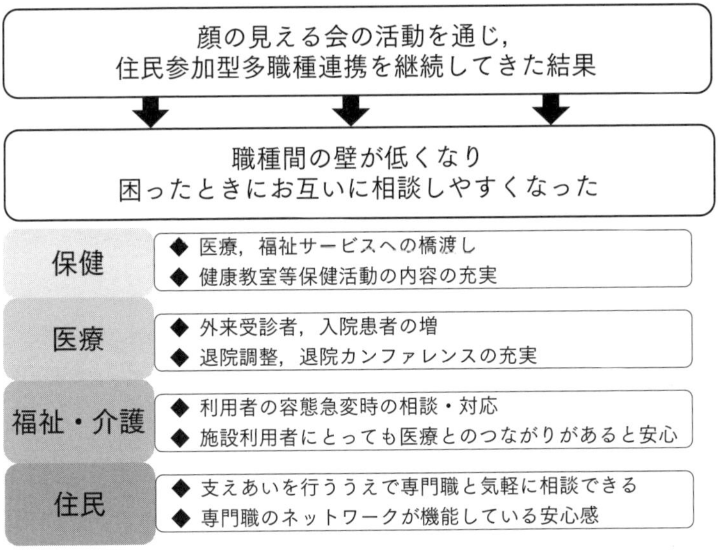

図６　多職種連携の効果

に頼むことができるようになり，保健活動の幅が広がり，自らの負担軽減にもつながった，との意見があった。

また，福祉・介護スタッフからは利用者の状態変化時に，病院スタッフに相談や対応をお願いしやすくなった。施設スタッフからは，入居者が病院スタッフとつながりがあると聞くことで安心して療養していただいている，とのことであった。また，当院にとってもメリットは大きい。保健，福祉関係者からの相談を受けることが増えたために，外来患者，入院患者の増加につながった。また，入院患者の退院に向けての退院前カンファレンス開催がスムーズに行われるようになり，退院調整が早まり，在院日数の短縮につながっている。また，地域住民向けの講演会などを依頼されることが増え，地域住民と直接対話をする機会が増え，当院スタッフの地域に対してアプローチしたい，という希望が叶う結果となっている。

また，入院患者や外来患者の自宅での療養状況などを福祉関係者から直接伺うことができるようになり，病院スタッフが自宅での療養の状況をイメージしながら診療を行うことができるようになった。

定期的に福祉施設職員と顔を合わせる中で，入居者の病状で心配事があった際に，福祉施設職員が相談先がなくて困っていることを知った。病院の代表番号に電話してもらうことを提案しても，相談先が知らない人だと不安でかけられない，ということであった。そこで，福祉施設の方のための専用回線「外来ホットライン」を開設するに至った。このホットライン開設で，相談窓口が一本化され，福祉施設職員の安心につながった。また，それだけでなく施設からの受診を前もって把握できるようになり，外来マネジメントが容易になった。また，入院の可能性を前もって病棟に伝えることができるようになり，病棟業務の改善にもつながった。顔の見える会には，高齢者福祉事業所だけでなく，知的障害者の作業所職員も参加している。作業所職員より，知的障害を有する方が病院に受診することがかなりハードルの高いことであることを知る。慣れないところ，初めてのことに関しては落ち着かないが，経験したことがあることや慣れていることはスムーズにできるようになったりもする，ということも作業所職員より伺った。そこで作業所職員に勉強会をお願いし，保護者の方との交流会を開催するようになった。また，病院に慣れてもらうために，病院受診体験会を開催して知的障害を有する方を定期的に受け入れることを試行的に始めている。

また，事例検討会では民生委員をはじめ，地域の有力な住民たちとの交流も生じているために，地域活動（地区運動会や文化祭や各種お祭りなど）への病院職員への参加を通して，病院の活動をアピールすることにつながっている。

また，顔の見える会に参加している住民から自発的に非公式な「一志病院ファンクラブ」が結成され，その住民たちはことあるごとに当院の活動を発信することに協力するなどの支援をしていただいている。

4）当地区の地域包括ケアシステムの広がり

このように，発展途上ではあるが，地域において保健・医療・福祉・住民が有機的につながり，各分野の縦割りではなく，横断的，包括的な取り組みができるようになってきている。当地域の地域包括ケアシステムが，保健・医療・福祉連携会議に端を発し，多職種の顔の見える関係性を越えて腕（その人の技術、技能など）の見える関係性まで構築ができている。また，地域住民を巻き込んだ，住民と一緒になっての地域包括ケアシステムが広がりを持っている。また，当院が地域包括ケアシステムの重要な存在であることが広く認知されることで，地域からも求められ，支えられる病院としてゆるぎない存在となっている。

表2 プライマリ・ケアとは（医療者向け）

Ⅰ.Accessibility　近接性	1．地理的 2．経済的 3．時間的 4．精神的
Ⅱ.Comprehensiveness　包括性	1．予防から治療，リハビリまで 2．全人的医療 3．よくある疾患を中心として全科的 4．小児から老人まで
Ⅲ.Coordination　協調性	1．専門医との密接な関係 2．チーム・メンバーとの協調性 3．住民との協調 4．社会的医療資源の活用
Ⅳ.Continuity　継続性	1．出生から死まで 2．病気の時も健康な時も 3．外来，入院，在宅と継続的に
Ⅴ.Accountability　責任性	1．医療内容の監査 2．生涯教育 3．患者への十分な説明

出典 日本プライマリ・ケア連合学会ホームページ
＜https://www.primary-care.or.jp/paramedic/index.html＞より筆者改変

4．家庭医の特性

では，なぜそのような地域展開が可能となったのかを，家庭医，過疎地の小規模病院，という観点から考察を加えていきたい。まず，家庭医の特性の解説を行う。

日本プライマリ・ケア連合学会のホームページにプライマ

リ・ケアにおける５つの理念が紹介されている（表２）。プライマリ・ケア連合学会には，総合診療医，家庭医，プライマリ・ケア医など様々な立場で働いている医師が所属している。働く施設は大病院から中小規模病院，診療所など様々である。また，働く地域も都市部からへき地まで様々である。しかし，どのような状況で働いているものであっても，この５つの理念を持って働いている。

働いている施設の近隣の住民など目の前の方を対象として(近隣性)，年齢や生活環境で区別することなく，その方々の健康に関する事項を，予防から治療，リハビリまで，臓器に関係なく全科的に対応する。また，本人だけではなく，その背景にある家族や地域までアプローチすることも意識しながら行動する（包括性)。その行動は医師一人が行うものではなく，臓器別専門医や，看護師，ケアマネジャーなど多職種と協調して行う。また，専門職種だけではなく，地域住民を巻き込んだ活動へのつながりも意識してする。専門職種，地域住民などすべての社会的資源と協調しながら行動する（協調性)。また，健康な時は予防や禁煙指導などで関わり，疾病が生じてからは外来，疾病の急性増悪時などは入院で対応し，その後外来通院が困難となると在宅医療で対応するなど，継続的に最期まで関わり続けることを意識して行動する（継続性)。また，上記の行動を行うにあたって，自身の生涯教育は欠かさず，地域のニーズに合わせた医療を提供するために，自ら研鑽を積み続け，その地域で足りない医療分野に関しては特に研鑽を積み（責任性)，地域住民が困らないように対応する。

目の前の患者に対して最大限尽くしながら，その患者が住む地域全体の健康水準の向上まで意識して常に行動しているのが家庭医というものである。

5．家庭医療だからこそなしえたこと

前節で説明した特性を意識しながら当院の取り組みが行えた背景について考察を加える。地域包括ケアシステムの最初のきっかけは，当時の院長の呼び掛けによる保健・医療・福祉連携会議の開催である。呼び掛けた理由は，病院に通院している患者を通して，患者家族が住む地域の課題に気づいたからである。患者家族に近いところで寄り添って（近接性），疾病のみならず，すべての健康に関する問題に対応しようとする思い（包括性）があったからこそ，地域の課題に気づくことができた。その気づきを医師だけで解決しようとするのではなく，他職種を尊重し，共同で対応する（協調性）意識があるからこそ，現在の活動につながっている。このように家庭医だからこそなしえたことと考えられる。

もちろん，家庭医以外の臓器別専門医においても，地域を意識した活動を行っている方々が多数存在する。そのため，家庭医でないとできない，ということではない。しかし，臓器別専門医が行う地域展開は，疾患ごとに特化した形になっていることも多く，横断的，網羅的な形ではないことが多い。そのために，専門性を地域に展開するための活動，となっている側面もある。地域のニーズに合致していればよいが，合致していない

場合は，地域で働く方々の負担になる，ということもありうる。その点，家庭医は，ニーズを敏感に感じ取り，自らを地域のニーズに合わせて変えることができる。地域のニーズに合致しない地域展開になる可能性は低くなるだろう。

また，地域を意識した活動を行っている方は専門医の中では多数派ではないために，その意識のある医師が異動すると活動を継続されないことも多々ある。その点では，家庭医だと必然的に地域志向の方が多くなり，医師が異動になったとしても活動の継続性は担保されやすいだろう。

このように，家庭医の特性があるからこそ，地域包括ケアシステムが構築され，現在も継続し，発展を続けていると考えられる。

6．過疎地域の小病院だからこそできたこと

過疎地域の小病院だからこそ達成できたという側面もある。

過疎地域の医療機関には，その地域出身でその地域に居住している勤務者の割合が多くなり，患者家族と病院以外で知り合いであり，普段の生活を知っていることも多い。また，長年勤務しているものも多く，今までの病歴を医師以上に把握していることも多い。そのため，医師は外来，病棟などで地元出身の勤務者に患者家族の情報を教えてもらうことも多くなる。すべてを把握してリーダーシップを取らないと，という意識でいた医師は，このような過疎地域の小病院で働くと，知っている人から情報を収集しようという気持ちになりやすい。必然的に，

他職種の意見を聞く癖ができる。院内の他職種だけでなく，地域の様々な方の意見に耳を傾けることができるようになりやすい。このような雰囲気があるからこそ，病院発信で地域が従う形の連携ではない，地域全体で作り上げる包括ケアシステムが構築できている。

また，病院は診療所よりも職員は必然的に多くなる。医師，看護師以外にも薬剤師，検査技師，管理栄養士，リハビリセラピストなどが存在する。そのために，多職種で患者家族へアプローチすることが可能であり，多職種連携を体感することができる。また，医師も複数名いるために，地域活動を行うための業務分担がしやすく，地域に展開することが容易になる。

また，入院ベッドを持つことで，外来，病棟，在宅と継続して診療を行うことができる。そのために，医師は患者の本当の意味での主治医機能を実感することができる。主治医としてその患者に対応しようという意識が高まると，必然的に患者を取り巻く環境にも目を向けてアプローチする気概が生じやすい。

このように，診療所や大病院とは違った地域の小病院としてのメリットがあるからこそ，地域包括ケアシステムが発展できたという側面があるだろう。

7．今後の展開

過疎地域の小病院において地域密着で外来，入院，在宅と，最期まで患者家族とがっぷり四つで向き合う経験をすると，必然的に地域まで目を向けるようになる。その経験の中で，包括ケアシステムは目の前の患者家族のためだけではない意味合いを持っていることに気づく。以下の３つの視点で今後の展開についてまとめる。

1）地域ケアとしての包括ケア

包括ケアの対象者は地域住民すべてであり，様々な方が対象となる。経済的に恵まれた富裕層から，貧困層，また身体障害だけでなく，精神障害，知的障害を有する方も対象となる。障害を有しているが，障害と認定されずに，制度の恩恵を受けることができないまま療養している方の存在にも気づく。制度を効果的に利用し，安定した療養ができている方もいれば，制度の隙間に埋もれ，不安定な生活を余儀なくされている方も存在する。たくさんの患者家族と向き合うと，非常に地域差が大きいことにも気づく。隙間を埋める形で地域の支え合いや地域行政の独自システムを構築している地域もあれば，うまく介入がなされず，大きな問題が起こって初めて介入がしぶしぶ始まるという地域も存在する。

また，前記とは次元は異なるが，介入しているサービス提供事業所が異なると，提供されているケアの質が全く異なることにも気づく。同じ疾患で，同じような介護環境で療養されていても，介入している事業所によって，療養の質，また介護者の負担状況などが異なることが多い。

このような本来あってはならない地域差などが患者を通して垣間見え，社会問題に気づく。患者をより好みするのではなく，地域の第一線で医療を提供する家庭医だからこそ気づくことであるとも言える。地域で療養されている方にとって，このような社会問題は生存を脅かす問題となっていることも多く，現場でつかんだ問題を社会化していく活動は，病状増悪を予防するのに必要なことである。患者を通して垣間見える問題を社会化し，その問題を解決する方向に活動をすることも必要な側面であろう。

包括ケアは地域の中の問題を顕在化させ，地域の問題点を社会化する活動につながる。まさしく，「包括ケアは地域ケア」であり，社会活動，社会運動である。地域ケア会議などで地域の課題抽出がなされるはずではあるが，今後，この側面を意識した活動がより重要となるであろう。

2）地域づくりとしての包括ケア

筆者は高齢過疎化の進んだ在宅ケアの先進地域で在宅ケアを行った経験を持つ。地域の産業に乏しく，職がないために，若者が地域から離れ，高齢過疎化が進んでいるのを目の当たりにした。しかし，その地域は在宅ケアの先進地域であったために，住み慣れた地域でたくさんの方を看取らせていただいた。たくさんの方の在宅ケアを支えるには，訪問診療，訪問看護という医療だけではなく，訪問介護，通所介護など福祉・介護の人材が必要となる。在宅ケアを熱心に行ったことで，介護サービスを担う人材を増やす必要性にかられ，ヘルパーの増員などがなされた。まさしく，在宅ケアを通じて地域の中で雇用を創出しているのを実感した。

高齢過疎の進んだ地域においては，保健医療福祉の分野は一大産業である。在宅ケアを含めた包括ケアを活発に行うことは，そのような保健医療福祉分野の人材の継続的な雇用につながる。地場産業が少ない地域においては，雇用を確保するという側面において，保健医療福祉分野は非常に大きな役割を担う。

地域に雇用が生まれると，若い人がその地域に居住することにつながり，過疎化を食い止めることにつながる可能性がある。地域の雇用創出，過疎化対策といった地域づくりという側面が在宅ケアにある。これはメディコポリス構想という考えにも通じるものがある（川上・小坂，1988）。

逆説的に考えることもできる。主だった産業がない高齢過疎地域においては，包括ケアが充実していないと，住み慣れた地域で生活し続けるためのサポートに乏しく，日常生活が不便な状態に至ると，住み慣れた地域から離れ，サポート体制の整った地域や施設に移ることが必要となる。そうなると，サポートを必要とする方がその地域から早々といなくなるために，包括ケアを充実させる必要性がなくなる。包括ケアの必要性が少なくなると新たな雇用の創出がなされず，地域での仕事がさらに減少し，過疎化はさらに進行する。包括ケアが十分でない地域ではこのような悪循環が生じているのではないか。

「在宅サービスが少ないから，包括ケアシステムを充実させられない」という言葉は様々な地域で聞かれるが，「包括ケアシステムが充実していないから，在宅サービスが増えない」という逆の考えも検討する必要がある。

このように，包括ケアは地域の雇用創出のための活動，高齢過疎化を食い止める一つの手段という側面がある。まさしく，「包括ケアを通じた地域づくり」である。

3）世代を越えた継続性を意識した包括ケア

家庭医の理念に「継続性」というキーワードがあることは前述したが，その継続性は人生の中での継続性はもちろんであるが，世代を越えた継続性という側面を包括ケアの現場で感じることがある。

筆者は在宅ケアに長年関わっており，多くの方の最期を自宅で見送った。「息を引き取った」という連絡を家族より受け，自宅へ訪問をすると同じ集落の方々が多数集まっていることもしばしばであった。数日後，看取った方の同じ集落の方から「先生，私も最期はあの方のように家で看取ってくださいね」と言われることも多々あった。そのような地域においては，人の終末期とはどういう状態か，人はどのように最期を迎えるのか，また自宅で迎える最期はどのようなものか，ということを知っている方が多かった。隣近所の方の療養を通じて知るだけではなく，自らの祖父母や親の世代が自宅で療養し，介護を受けている姿を見ているからこそ，在宅ケアの実際を知っている方が多かった。そのような地域では障害を持っていても，終末期の状態であっても自宅で療養することは当然の選択肢として存在していた。在宅で療養を続けるとどういうサポートを受けられるのか，具体的にイメージをしながら，在宅療養を選択していた。在宅ケアの文化が地域に根付いており，世代を越えて継承されていた。

そのような地域での在宅ケアの経験後，筆者は都市郊外で高齢者医療に従事した。高齢者の障害を持った状態や終末期の方にたくさん関わったが，在宅ケアを行っていた時と大きな違いを感じた。

障害からの回復が困難で，障害を持った状態で療養を続けなければならないと医療者が考え，家族と面談をする際，人がどのような経過で障害を持ち，最期を迎えるのかを知らず，具体的なイメージができない家族が多かった。障害の経過，その後の終末期の状態に至る説明に長い時間を要した。

障害を持った方が身近におらず，人がどのように障害を持ち，終末期を迎えて最期を迎えるのか想像ができない。また，自らの親の世代や祖父母の世代がどのように最期を迎えたのかを知らない方が多く，それが具体的なイメージができない理由と思われた。だからこそ，医療従事者からその場で伝えられることのみで判断をしなくてはならなかった。障害を持っても地域の中で様々なサービスを利用して療養を続けるという選択肢は想像できず，医療従事者に言われて初めて知る，という患者家族が多い印象を持った。

これから高齢者人口割合が増え，多死社会を迎える。そのような中，必然的に直面するであろう障害や死を身近なところに取り戻す必要がある。地域独自の包括ケアシステムの構築に向けては，そのような，地域における包括ケアの文化を構築する，というイメージを持って進めていかなければならない。

隣近所のつながりが深い地域においては，個別の包括ケアの充実した事例を維持するだけでも，文化の維持，再構築につながるであろう。しかし，つながりの少ない都市部においては隣近所の方がどのように療養をしているのかが，地域の中で伝わることはほとんどないために，いくら個別の包括ケアを充実させても，地域全体の包括ケアの文化の再構築につながらない可能性がある。

隣近所の関係が希薄化した昨今，障害を持った状態での在宅療養の実際を最も知っているのは，医療従事者や介護従事者である。その医療，介護従事者が，包括ケアの実際を伝え，率先して地域の中で包括ケアの在り方に関する議論を開始することが文化の再構築につながる最善の方法ではないか。また，包括ケアの場面で，また，看取りの場面において，子や孫，ひ孫の世代に意識して伝えていくことも重要であろう。

まさしく,「包括ケアには世代間の継続性」が求められている。

8．まとめ

当院の歴史，当院の立地する地域の包括ケアシステム構築の歴史，経緯を紹介したのちに，なぜ家庭医だからこそなしえたのか，なぜ過疎地の小病院だからこそなされたのか考察を行った。また，最後に今後の展開についても述べた。様々な地域でそれぞれ独自の地域包括ケアシステムの構築がなされているが，地域の家庭医療単科の小病院が呼び掛けた形の包括ケアシステムは，継続して発展を続けるには理想的な形と思われる。各地域に総合診療科を主とする小病院を整備し，その小病院を中心に包括ケアシステムを構築していくことが，地域差のない，質が確保された形になると思われる。一つの包括ケアシステムの構築の在り方についてまとめた。他の地域の参考になれば幸いである。

参考文献

川上武，小坂富美子（1988）『農村医学からメディコポリス構想へ』勁草書房

第８章
住民・行政・医療の協働システムの構築

井階 友貴[1)]
1）福井大学医学部 地域プライマリケア講座

1．はじめに

福井県高浜町に赴任し11年，地域と関わり出して10年が過ぎようとしている。この10年間，地域包括ケアとは何か，地域とはどうあるべきかを追い求め，時にはアカデミックに，時にはプラクティカルに，地域と向き合ってきた。常に変化する地域の本質を完全に捉えることは未だにできていないと感じているが，一つの成果として，住民－行政－医療のコラボレーションを挙げたい。この関係性をもとに，変わりゆく地域に楽しく継続的に関われている高浜町での取り組みの様子と成果について，本稿でお伝えしていきたい。

2．事例の概要

1）住民主体の医療づくり

(1) 取り組みの背景

高浜町は福井県最西端に位置する，日本海若狭湾に面した人口１万人の小さな町である。8 km 続く白砂青松の砂浜の一部は，アジアで初めてビーチの国際環境認証「ブルーフラッグ」を取得しており，とにかく海が自慢の町である。海水浴客等の観光業，漁業，農業が主な産業である。

町の医療機関は現在４つ。町の中心部にJCHO若狭高浜病院（地域包括ケア病床40床／療養病床50床）と内科・整形外科の開業医が１軒ずつ，町の東部地区に国保和田診療所（無償・在宅療養支援診療所）のみである。2001年には町内に13名いた常勤医は，私が町に赴任した2008年度，町内の常勤医が５名という危機的な状況にあった。2008 年５月に町長に就任した現町長の野瀬豊氏は，地域医療問題をマニフェストに挙げ，地域医療存続のために動き出す。就任してすぐ地域医療対策ワーキンググループを結成，町内行政・医療関係者や町外の有識者を集めて町の医療存続について議論した。その中で特に優先順位の高い問題とされたのが，①医師不足と②住民の医療への関心・主体性のなさであった。そしてそれを解決すべく提案・実現したアクションプランが，役場内の地域医療専任部署「地域医療推進室」の設置，議会内の地域医療対策特別委員会の設置，そして，福井大学医学部への寄附講座「地域プライマリケア講座」の設置であった。これらは2009年度より施行されることになり，私は設立当初より寄附講座の教員として地域と向き合うことになった。

優先して解決すべき2つの課題に対し，まずは医学教育と住民啓発の取り組みを推進することとした。医学教育，すなわち地域医療教育の取り組みについては，本稿の趣旨と外れるためここでは詳述しないが，地域を深く体感できる，地域の魅力を存分に生かしたプログラムを複数用意している。その結果，高浜町を訪れる年間研修者数（学生や研修医など）は120名以上となっており，医師数の増加に大きく貢献していることは言うまでもない。

住民啓発に関して，当初は私の方から，町の広報誌への連載や，役場地域医療推進室とともに地域医療フォーラムを開催するなどの方法で，町民に対し医療にもっと主体的になってほしいことを真摯に訴えた。しかしながら町民の反応はなく，医療についての住民の理解を医療者側から求めることが，ある意味エゴであることに気づいた。と同時に，このような活動こそ，住民が主体的にやるべきなのではないかと考え，ある住民集会で，地域医療を守り育てる活動に関心のある町民を募集したところ，15名の有志が集まり，2009年9月9日，「たかはま地域医療サポーターの会」(以下「サポーターの会」)が結成された。

(2) 取り組みの詳細

サポーターの会は，地域医療を守り育てるために住民の立場でできることを模索し実行する住民有志団体である。サポーターの会では，無理しない，批判しない，消滅しない（あきら

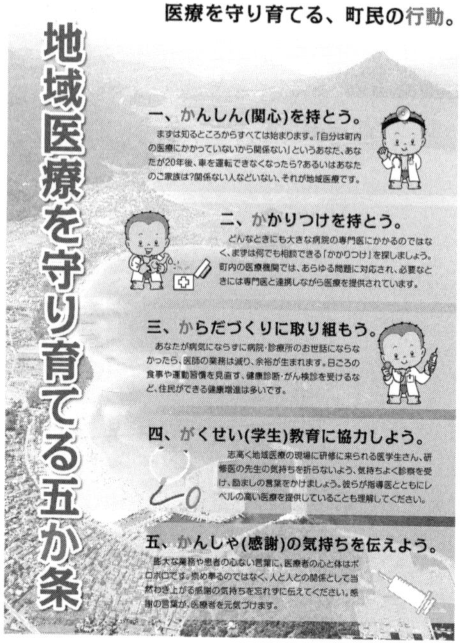

図１　「地域医療を守り育てる五か条」のポスター

めない）をモットーに，明るく楽しい活動を心がけて活動している。住民－行政－医療のコラボレーションをもとに，以下の活動を展開している。私はオブザーバーとして，医療的な知見が必要な場面でできる支援をしている。

①「地域医療を守り育てる五か条」の提言と拡散

「か」から始まる住民が取るべき五つの行動を,「かんしん（関心）を持とう」,「かかりつけを持とう」,「からだづくりに取り組もう」,「がくせい（学生）教育に協力しよう」,「かんしゃ（感

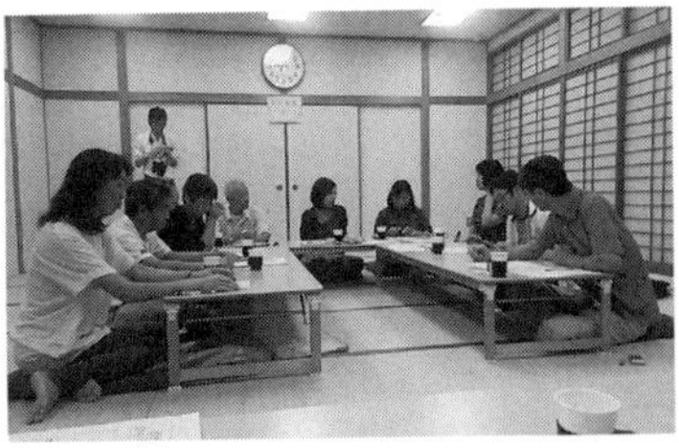

図２　定例なんでも座談会の様子

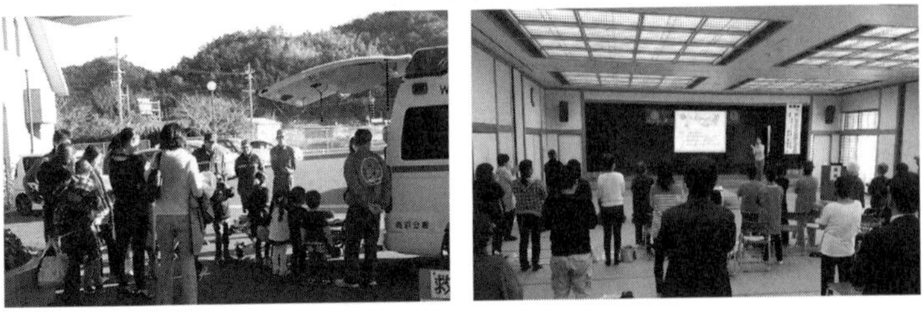

図３　地域医療フォーラムの様子

謝）の気持ちを伝えよう」にまとめて提言し，ポスター，リーフレット，機関紙などの紙媒体のみならず，地元のケーブルテレビ局に協力依頼してのドラマ仕立ての啓発動画も作成，これらを用いて地域の様々な集会（老人サロン，婦人会，PTA総会，子育てサークルなど）に出向き，拡散する活動を展開している（図１）。最近では，地元のお祭りやイベントでたい焼きを売りながらリーフレットを手渡すという，活動費の獲得と啓発の両方を兼ねた活動も実施している。

②定例なんでも座談会

月１回自由に集まり，自分たちに何ができるのかをざっくば

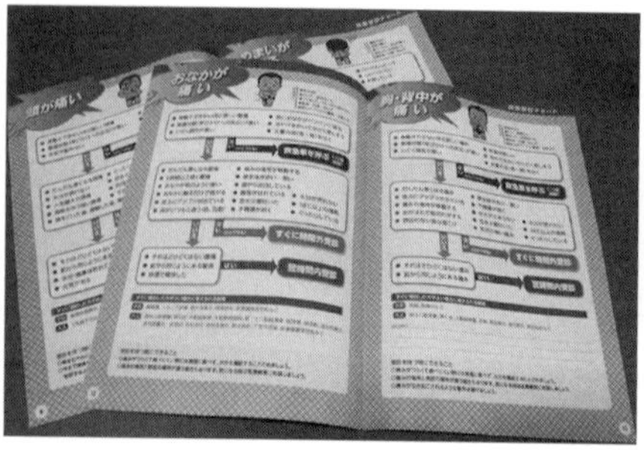

図４　救急受診チャート

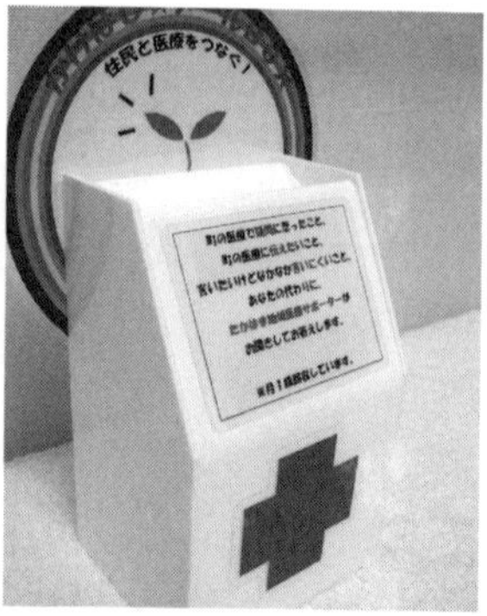

図５　かけはしメールボックス

らんに話し合う会合（図２）。この中で以下に挙げる活動が生まれている。

③地域医療フォーラム

第２回からの地域医療フォーラムはサポーターの会のメンバーで企画，行政と協働しながら，小児医療，救急医療など，様々なテーマで体験型の企画を年１回のペースで立案・実施している（図３）。

④救急受診チャート

急な症状にどのような受療行動を取ればよいかを，症状別にチャート式に示したリーフレットを企画作成し配布している（図４）。医学的な監修は福井大学医学部で行った。

⑤かけはしメールボックス

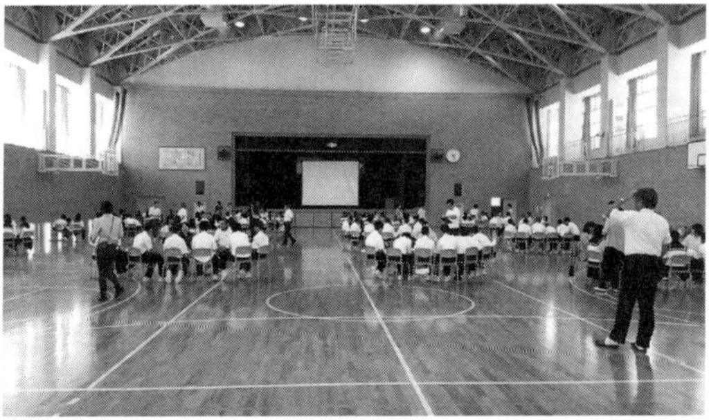

図６ 中学校地域医療・介護特別授業の様子

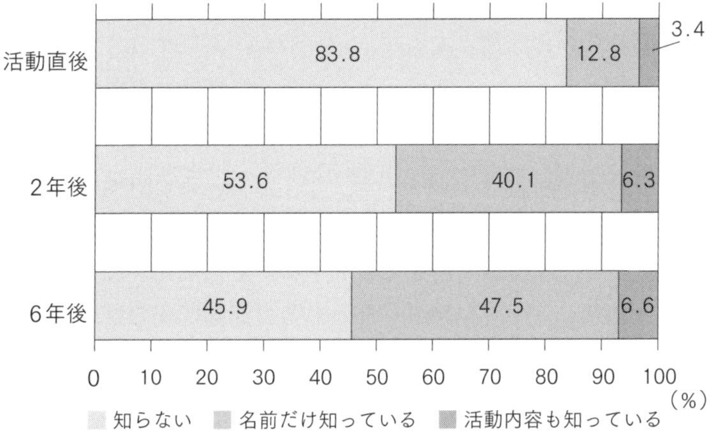

図７　サポーターの会の認知度

患者や患者家族が医療現場に尋ねたいがなかなか尋ねられないことを，サポーターの会のメンバーが代わりに質問してきて本人に回答する，医療現場と地域をつなぐ「かけはし」となる取り組み（図５）。投書箱・意見箱と違い，記名式で記入・投函する。

⑥中学校地域医療・介護特別授業

地元中学生に医療・介護に関心を持ってもらい，将来，医療・介護系の進路を選んでくれる者が増えることを期待した早期曝露の取り組み（図６）。サポーターの会が企画し，町内医療介護系専門職がボランティアで講師を務め，年１回のペースで特別授業が開催されている。職業別の体験ブースを設けて，実際に体験してもらうことを重視した内容となっている。

(3) 取り組みの成果

図７に示すように，サポーターの会は経年的に町内に浸透しているようである。かかりつけを持つ町民も，同様に少し増加しているように見て取れる（図８）。また，その結果，７年間の活動で実際に町民の健康行動（かかりつけを持つ，健診を毎年受診する，介護予防活動に参加する）との関連が証明されており（井階，2017），サポーターの会の活動は実際に地域の健康に寄与していると考えている（図９）。

2）地域主体の健康のまちづくり

(1) 取り組みの背景

サポーターの会，すなわち住民の主体的な活躍と，行政，医療との協働により，高浜町の医療は守り育てられ，幸い危機的な状況から脱することができた。ところが，当時は「医師不足」，「医療崩壊」といった問題が際立っていたが，時代が移り変わり，「2025年問題」，「消滅可能性都市」といった問題が

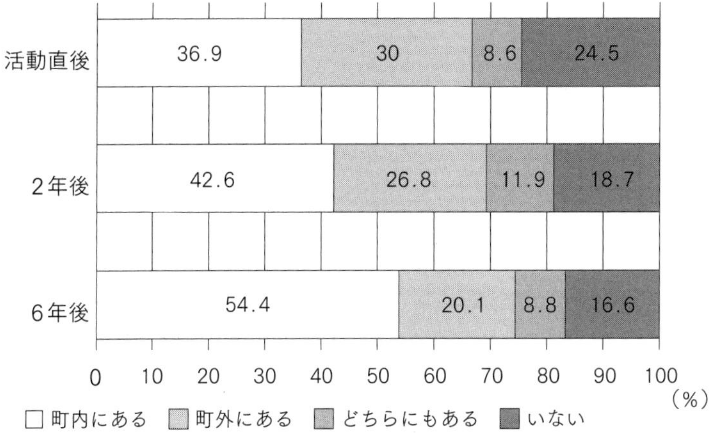

図8　かかりつけを持つ町民の割合

サポーターの会の活動内容を知っている人は,
知らない人に比して以下の健康行動をとる人が何倍多いか

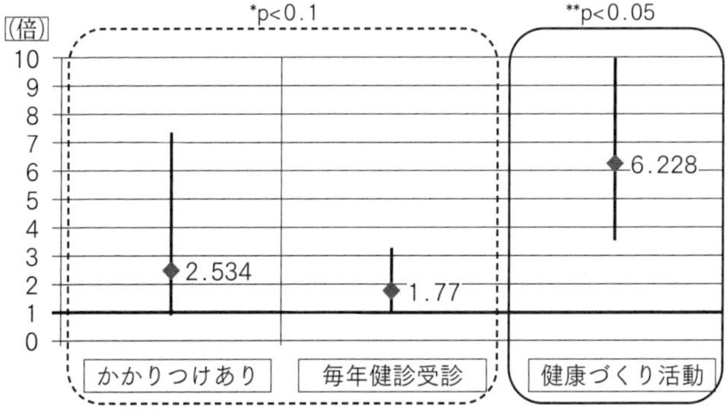

※年齢, 基礎疾患の有無, ヘルスリテラシーで調整

図9　サポーターの会の周知と健康行動との関連(高齢女性)
(井階, 2017)

浮上してきた。かつては医療分野の物理的な人材不足が主問題であったのが，人口構成に由来する地域全体の問題へとシフトする中で，医療の切り口での取り組みには限界があると感じたため，2015年より開始したのが，地域主体の健康のまちづくりに関する各種取り組みである。

地域主体に健康のまちづくりに取り組むために意識したプリンシプルが2つある。1つは，ソーシャルキャピタル（社会関係資本）である。ソーシャルキャピタルは，社会における人々の結束により得られるもののことであり（カワチ，2013），平均寿命，健康寿命，認知症発症などの重要な健康のアウトカムのみならず，教育，治安，経済といった地域にとって重要な他のアウトカムについても，よい影響があることが証明されている。人口減少の昨今，限られたマンパワーにおいて，この力をうまく地域に注ぐことは非常に有益と考えられた。もう1つは，地域社会参加型研究（Community- Based Participatory Research：CBPR）である。CBPRは，研究の開始から評価まで，全てのプロセスで地域住民と研究者がパートナーシップを形成し，課題に取り組む研究ないしアプローチであり（大木・彦，2011），専門家がアドバイザー的に地域に指示を出すのではなく，有識者などもコミュニティの中に入りパートナーシップを築き，一人のメンバーとして他のメンバーと対等に意見を交える。さらに，地域の問題がどういったところにあるのかということから，メンバー全員で検討を開始し，解決に向けての行動案をメンバー全員で紡ぎ出して実行するため，地域にとって非常に本質的な問題解決が実現できると考えられた。

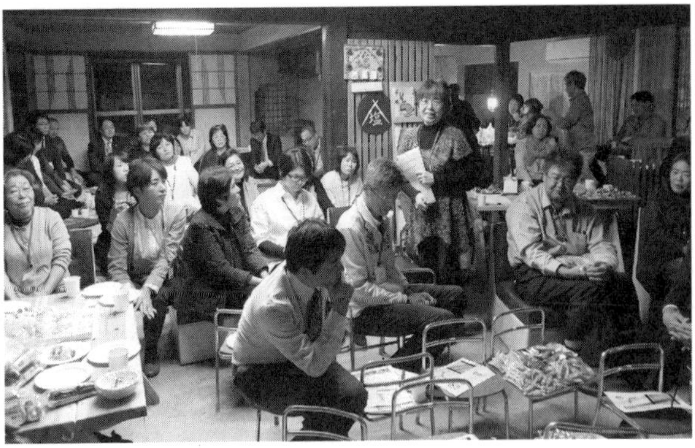

図10　健高カフェの様子

(2) 取り組みの詳細

地域の結束を醸成し，地域が主体的に健康のまちづくり取り組めるようなきっかけを出せるように，以下に挙げる取り組みを実施した。

①けっこう健康！　高浜☆わいわいカフェ（健高カフェ）

毎月１回高浜町に関係するあらゆる分野（保健・医療・福祉・介護はもちろんのこと，まちづくり，政策，商工観光，教育，土木建築等なんでも）のあらゆる立場の方（ヘルスケア関連専門職のみならず，行政，住民および住民団体〔町議会，まちづくりネットワーク，NPO，ボランティア団体，公民館長会，老人クラブ，婦人会など〕も）がまちなかにあるコミュニティスペースに自由参加で集い，参加者発案のテーマをもとに自由なおしゃべりを展開する中で，出てきた解決策を会の最後に共有し，それらを無理なくできる範囲でコミュニティメンバー自ら実行していくというものである（井階，2018）（図10）。毎回参加者が提案したテーマについてのおしゃべりが展開されるため，主催者側から地域課題を押しつけることなく，地域主体の話し合いとアクションプラン立案，そしてその実現が図られている。

②健康マイスター養成塾

我々医療専門職や行政職が，住民の健康に直接関われる時と場所は非常に限られている。医療現場でなく生活の現場で，地域をつなぎ地域全体の健康を守る住民の存在が，今後の地域包括ケアに必要になる。高浜町では町民を対象に，十数回の健康連続講座を提供し，規定以上の講座を履修した町民を町長より「健康マイスター」に認定，町民の社会参加やヘルスリテラシー向上のための日常の活動を顕彰しながら，「健康マイスター」を継続的に養成している（図11）。

③健康のまちづくりアカデミー

高浜町での健康のまちづくりにより推進力を持たせるための外部人材の流入と次世代育成を目的として，健康のまちづくりを学ぶセミナー事業を実施している（図12）。医療分野にとどまらない広域多職種連携教育と，理論だけでなく実践を重視した学びにより，“まちづくり”，“ひとづくり”，“からだづくり”，“つながりづくり”の視点と能力を身につける。セミナーの最終日程には，サポーターの会の地域医療フォーラムで地域と協働する。

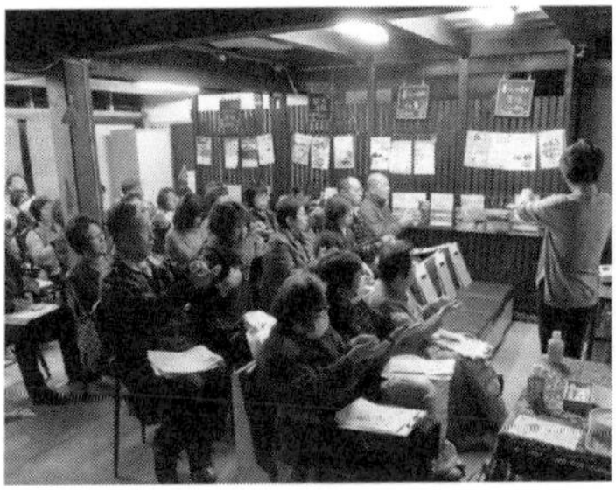

図11　健康マイスター養成塾の様子

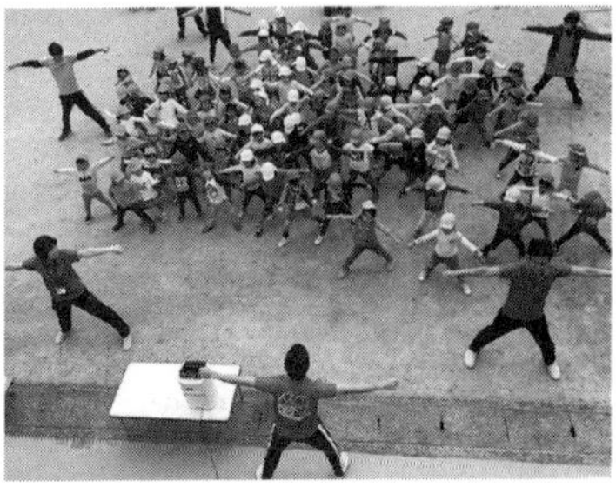

図13　赤ふん坊や体操の様子

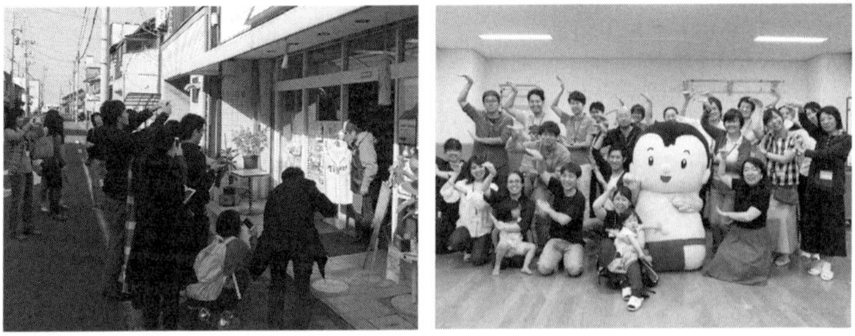

図12　健康のまちづくりアカデミーの様子

④高浜町公認町民体操「赤ふん坊や体操」プロジェクト

もともとは健高カフェから生まれたオリジナル介護予防体操の取り組みであったが，ソーシャルキャピタル醸成の好機とすることを検討した。どの年代でもでき，また教えることのできる体操にするため，町になじみのある町マスコットキャラクター「赤ふん坊や」と楽曲「赤ふん坊やの唄」を利用した公認町民体操が誕生した。地域のイベント等で実施されることで，世代間交流や社会参加のきっかけとなり，また，地域の一体感

表1 健高カフェで取り上げたテーマと協議／実現した取り組み・施策

・取り上げられたテーマ	・協議に入った取り組み・施策	・実現した取り組み・施策
・スポーツ	・海岸リハビリロード整備(健康情報設置)	・無料レンタサイクル
・野菜	・病院リハビリ室セミ解放(介護予防事業)	・海岸リハビリロード整備(砂除け)
・子育て	・健康ポイント・ボランティアポイントシステム	・小学校・PTAでの健康授業
・独居	・健高弁当レシピ開発・販売	・野菜情報SNSページ開設
・産業	・配食サービスの拡大	・生鮮食品出張販売
・ボランティア	・カスタマイズ可能！健康じぶん手帳	・お一人様(独居者)ランチ会
・認知症	・魚のブランド化と購買摂取促進	・海浜レジャーに特化した産業・医学連携
・フレイル	・魚のSNSページ開設	・健康器具体験＆譲渡会
・食と栄養	・ボランティアの需要供給窓口の一本化	・ボランティアと健康に関する情報発信
・男性	・巡回バスシステム	・コミュニティカフェ
・笑い	・セーフティネットの施設間コラボレーション	・オリジナル介護予防体操の開発
・観光	・町内の暮らしのサービスによる見守りシステム	・笑いヨガ活動
・世代間交流	・JR小浜線観光列車	・健康お笑い川柳
・加齢	・暮らしのサービスとセーフティネットとのコラボレーション	・子育て支援 見える化システム
・孤食	・ひと手間健康レシピ集の開発	・フレイル講座@健康マイスター養成塾
・お酒	・職場の挨拶気遣い運動	・認知症カフェ活動
・タバコ		・こども食堂@コミュニティカフェ
・癌		・毎月19日は孤食防止デーキャンペーン
・健康づくり		・健康オリジナルたい焼きの開発
・在宅介護		・地元食材の良さを発見する“つみれバー”
・魚		・世界一のちらし寿司づくりイベント
・助け合い		
・アンチエイジング		

・取り上げられたテーマ	・協議に入った取り組み・施策	・実現した取り組み・施策
・子どもの健康		
・終活		
・トレーニング		
・経済状況		
・発達障害		

や地元意識の醸成にもつながればと考えている（図13）。

⑤その他の取り組み

上記の他，地域課題を紡ぎ出す作業である地域診断を，地域住民が参加しやすいクイズ大会形式で開催する「地域診断クイズ大会」や，健康のまちづくりを志向する自治体が情報交換しながら取り組む「健康のまちづくり友好都市連盟」など，様々な取り組みを展開している。

(3) 取り組みの成果

前述の各種取り組みの効果を学術的に評価していくため，高浜町在住の高齢者を対象にした悉皆前向きコホート調査を，2015年より開始しているが，まだ因果関係を証明する成果は生まれていない。しかし，健高カフェからは今までに20を超える施策が実現しており（表1），健康マイスターはこれまでに40名以上養成された。健康のまちづくりアカデミーでは，これまでに町の絆を醸成する企画が9つ実施され，赤ふん坊や体操は，町内の保育所，小学校，老人クラブ，老人サロン等に浸透し，すでに地域交流のきっかけとなっている。今後追跡調査の結果によって，それぞれの取り組みがどの程度健康アウトカムや地域社会関係の要因に影響を与えたかを検証していく予定である。

3．考察

1） 総合診療医が関わる地域包括ケア（専門性やタスクシフティング）

総合診療医の専門性のうちの大きな柱となっているのが，患者中心の医療，家族志向のケアと，地域志向アプローチ，つまり，地域の抱える問題に向き合い，地域そのものを“診る”ことである。今回報告した健康のまちづくりの取り組みは，地域に気づきときっかけを与えて地域主体に問題を解決に近づけるCBPRの手法を意識したものであり，これらの活動自体に総合診療医としての専門性がふんだんに生かされていると考えている。

また，このような地域主体の地域包括ケア・健康のまちづくりを実施し展開するには，ヘルスケア関係の多職種や行政関係者，そして住民および住民団体等との協働が必須である。この「協働」についても，総合診療医が担うプライマリ・ケアの要素のうちの「ケアの協調性」（Coordination）に深く関わるものである。

本取り組みが強く意識したCBPRは，もともと地域介入の手法であり，地域の抱える健康課題を解決する行政保健師が専門とする手法である。しかし実際は，行政のみの取り組みでは地域の健康課題が思うように解決されていかないという事例は尽きず，その理由の一部に，専門職との連携の不足や，ヘルスケア領域におけるリーダーシップの不足がある。この点で，ヘルスケア部門でのリーダーシップを発揮しやすい医師が率先して地域に向き合うことは，行政の地域介入の大きな力となり，タスクシフティングに他ならない。

サポーターの会の支援にしろ健康のまちづくりの取り組みにしろ，我々専門職や行政職がきっかけを出し，住民が主体的に考えて行動し，それをまた専門職・行政職が支える，このような役割分担をそれぞれの主体が同じ思いで捉え，一体感を持って取り組むことが重要であると感じている。

2）他の地域での応用可能性

ここに報告した一連の取り組みの具体例は，それをこれ以上ない好例として紹介するものではない。というのも，地域は地域ごとに－たとえそれが同じ自治体の中であっても－人材，資源，環境，文化等の様々な状況が異なるため，ある1地域で成功したように見える取り組みを他の地域にそのまま移植してもうまくいくという保証はない。しかし，取り組みの背景になる，住民主体の取り組みとその支援，地域社会参加型の取り組み，地域のつながりや絆を醸成する活動は，どの地域にでも重要になる活動要素であると痛感しており，この点では他の地域で応用は利くものと考えている。

3）今後の発展性

本稿では，地域の時勢に付いていくように，取り組みの主眼や方法を変化・発展させながら地域と向き合ってきた様子をお伝えしたつもりである。世界のどの国も経験していないこれからの未曾有の超高齢社会，地域のどのようなインパクトが押し寄せるか，正確に把握し対処することは非常に難しいことであろう。しかし，地域の様々な主体が継続的に，理想的な関係性を以てして取り組み続けることが，地域の継続に係る重大な要素であり，継続性のためにはとにかく全員が楽しく取り組めることが条件となるように感じている次第である。日本中の地域が，理想的で発展的な地域包括ケア，健康のまちづくりを継続できるようになることを願ってやまない。

参考文献

井階友貴（2017）「医療者主体の医療づくりから地域主体の健康まちづくりへ～福井県高浜町の軌跡から～」『地域医療』55（1）：32-35

井階友貴（2018）「地域社会参加型研究を意識した地域包括ケア構築の取り組み～総合診療医による健康の まちづくりモデル」「2018 年厚生労働行政推進調査事業費補助金事業 総合診療が地域医療における専門医や他職種連携等に与える効果についての研究 研究報告書（代表研究者 前野哲博）第 6 部 総合 診療医の活動に関するモデルとなる事例集」412-415

大木秀一，彦聖美（2011）「Community-Based Participatory Research（CBPR）：その発展および社会疫学との関連」『石川看護雑誌』 8：9-20

カワチ，イチロー（2013）『命の格差は止められるか ―ハーバード日本人教授の，世界が注目する授業』：13，小学館

第９章

地域で活躍する「かかりつけ薬剤師」の養成

松下 綾[1]

1）ウエルシア薬局株式会社

１．我が国における医療需要の増大

現在我が国では少子高齢化が進んでいる。人口動態の推移を見ると，65歳以上の人口は2015年には3,387万人であったが，2025年には3,677万人へと増加することが見込まれるなど，今後人口減少は進むものの老年人口は増加すると見込まれている。このような少子高齢化の進行とともに，国民医療費は年々増加している。加齢とともに個人の抱える健康問題も増加し，入院の長期化や受診回数，服用薬剤の増加により医療費は高額となる傾向にあり，今後も少子高齢化により医療需要の量的な増大が見込まれる。また，高齢化や社会的問題を抱える患者の増加で患者の医療ニーズが多様化していることが医療サービスを複雑にし，質的にも医療需要を増大させている。このように，我が国では医療需要が量的にも質的にも増大しており，既存の急速な医療の進歩により専門分化が進んだ医療システムでは限界が見えてきている。

2．我が国における医師不足

医療提供体制を考えるに当たっては医師不足も問題となる。我が国の人口10万人当たりの医師数は245人と，OECD平均である350人を大きく下回っている（OECD，2014）。厚生労働省が全国の病院および診療所を対象に実施した調査においても，医療機関が担うべき診療機能を維持するために必要と考えられる医師数は，実際に診療に従事している医師数の1.14倍と報告されており，医師数が不足していることが分かる。

このような医師不足に対して，医学部定員増などの政策も行っているが，医師数の増加だけでは問題の解消にはならないと思われる（文部科学省，2015）。

3．多職種の協力

このような医療需要の量的・質的増大，医師不足に対応するべく医療専門職間でも身体／心理／社会の相互の影響を考慮しながら患者へのケアを提供する必要性が訴えられている（Karataş and Duyan, 2008）。また，世界保健機関（WHO）は連携医療の実践が世界的な保健人材不足の危機を緩和するうえで重要な役割を果たすと述べている（Gilbert, Yan and Hoffman, 2010）。最近では，個々の医療従事者の業務負担を最適化しつつ，医療の質を確保する方法の一つとして，タスクシフティング（業務の移管）／タスクシェアリング（業務の共同化）を，これまでのチーム医療を発展させる形で有効活用すべきという考え方が広まってきている（厚生労働省, 2018）。既に医療の分野では，医薬看の連携が謳われており，病院の中では医師・看護師が中心を担い，医師と看護師の連携は特定行為に関わる看護師の研修の制度化などにより進みつつある（新川 他, 2014）。医師と薬剤師の連携に関しては，平成30年度の診療報酬改定で，処方内容について医療機関と地域の薬局が連携して処方内容を調整することに対する加算算定の仕組みができるなど，医師と薬剤師の連携への期待や必要性は高まっている。

また，医師と薬剤師の連携に関する研究の中で，薬剤師と家庭医を対象にアンケート調査を行ったカナダの研究では，医師も薬剤師も，両者が患者情報を共有し協働することにより，患者の健康アウトカムが改善すると考えていることが報告されている（Kelly *et al.*, 2013）。我が国の喫緊に迫った社会の高齢化，相対的・絶対的な医師不足，多様化する医療ニーズに対応するためには医師だけではなく，薬剤師も協力して地域の医療を支えていかなければならないのは自明である。

4．薬剤師への期待

多様化する医療ニーズに対応する方法の一つとして，薬局を地域に密着した健康情報の拠点として，生活者の一般用医薬品等の適切な使用に関する助言や健康に関する相談ができる場所として活用することが求められている（首相官邸，2016）。診療報酬改定において「かかりつけ薬剤師」への評価がされたことや健康サポート薬局ができたことからも，薬局を地域の情報拠点としたいという期待が窺える。また，体調のすぐれない方が薬局を訪れた際に，症状の訴えなどから，医療機関への受診勧奨，一般用医薬品（OTC医薬品）による対応，生活指導，のいずれかに振り分け，適切な対応を提案できることも薬剤師の役割の一つであると言われている（厚生労働省，2015）。すなわち，地域住民が健康に関する疑問を持った時に，地域の薬剤師が相談応需し，相談を受けた地域の薬剤師が適切な医療へとつなぐ役割を果たすことが新たな薬剤師の役割として期待されている。

現在コンビニよりも多いと言われている身近な調剤薬局が地域の健康情報拠点となるよう，生活者の症状・疾患に合わせた適切な医薬品の提供や助言をすること，また患者から情報収集をし，必要に応じて適切な医療機関を紹介すること等，医療者と連携しながら生活者が正しいセルフメディケーションを行うための支援をすることが薬剤師に必要とされている。

5．薬剤師の職務

現在，薬局の薬剤師の仕事は調剤業務が中心になっていると言われている。その一方で地域の薬局の薬剤師は，処方箋に基づく調剤時のほか，ドラッグストアに併設された薬局などでは日常の買い物時などにも地域の患者と接する機会があり，患者にとって薬剤師は日常の中で出会える数少ない医療職である。このため薬剤師は調剤業務のみに止まることなく，専門職として地域の患者や他職種に助言する役割を強化するべきであると考えられている（厚生労働省，2017a）。この役割は，薬剤師と地域の医療機関，特に地域の家庭医と薬剤師との間でタスクシフティング／タスクシェアリングをするうえでも重要である。

薬剤師が患者に助言するには，患者が日ごろ常用している医療用医薬品を把握し，OTC医薬品を販売する際に相互作用に配慮した医薬品を選ぶことはもちろん，OTCを販売してよい症状なのか，医療機関への受診を推奨すべきなのか，その患者の生活像や家族構成，普段の健康状態等を網羅的に情報収集したうえで総合的に判断することが必要となる。地域の薬剤師が患者やその家族の健康問題を総合的に把握し，プロブレムを整理することで，かかりつけ薬剤師として理想的な役割を果たすことができると考えられる（図１）。そこで我々は，薬剤師が地域の患者を総合的な視点で対応するうえで必要な力をトレーニングにより身に付ける必要性を感じ，スキルミックスプログラムと称した教育プログラムを開発した。

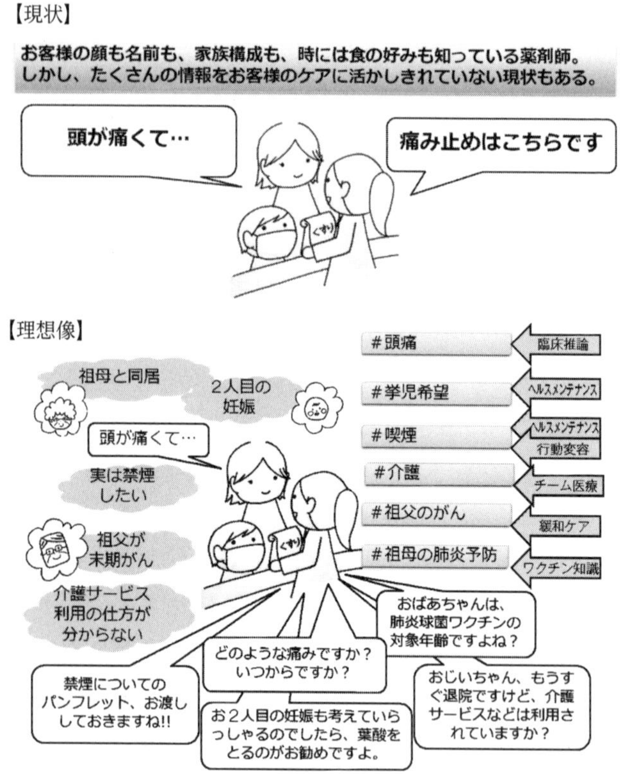

筆者作成

図1　かかりつけ薬剤師の現状と理想像

6．スキルミックスプログラムの概要

我々の開発した教育プログラム「スキルミックスプログラム」では，臨床推論をはじめとし，コミュニケーション技法，病歴聴取の方法，フィジカルアセスメント，効果的な情報伝達，疾

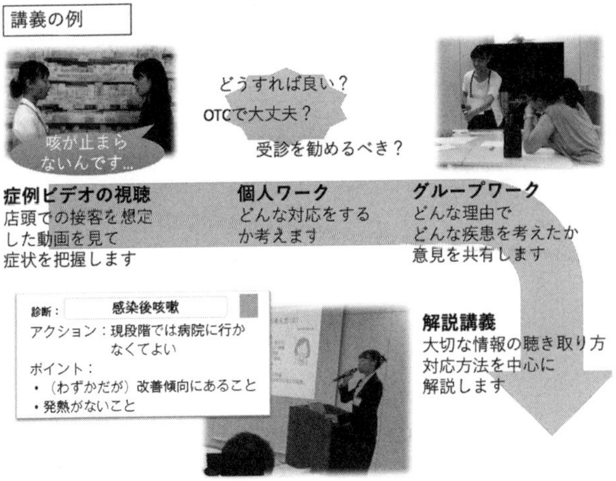

筆者作成

図２　「臨床推論」に関する講義の例

患各論，臨床検査値などを学ぶ内容となっている(表1，図2)。

スキルミックスとは，医療チーム内において既存の職種分担や権限を見直し，新たな職能の新設および協働を図ることとされており，人手不足の中で質の高い医療サービスを提供するための有効な手段と考えられている。

7．薬剤師による患者情報収集の必要性

筆者はこの教育プログラムの中で，まず薬剤師が身に付けなければならないスキルとして，患者情報を網羅的に的確に収集し，収集した情報を的確にアセスメントすることに着目した。

表1 スキルミックスプログラムの内容

カテゴリー	内　容
イントロダクション	チーム医療における新たな役割への期待 地域医療の現状
病歴聴取	診断に役立つ病歴聴取 　病歴聴取の基本 　臨床推論の基本的な考え方 　臨床判断のプロセス
フィジカルアセスメント	バイタルサイン フィジカルアセスメント 　頭頸部・四肢・腹部・胸部・神経
情報伝達	効果的なプレゼン 薬剤師から医師への紹介状の書き方
臨床推論	頭痛・胸痛・腹痛・腰痛・関節痛・咳・風邪・嘔気・動悸・排尿障害・めまい・便通異常・浮腫・皮膚症状・しびれ
疾患各論	皮膚疾患・風邪・気管支喘息・胃腸炎・虫垂炎・膵炎・一次性頭痛・高血圧・糖尿病 虚血性心疾患・脳血管障害・うつ病・不眠症・認知症など
実習	外来診療の見学
その他	薬剤師が理解すべき臨床検査値・行動科学的アプローチ

薬剤師が生活者のセルフメディケーションを支援するうえで重要なものの一つに，薬剤師による患者情報収集がある。薬剤師による患者情報収集について，半谷ら（2007）は，薬剤師は日常的に患者の症状に対してOTC医薬品の販売などを行っているが，この際に患者の状態を把握するための情報収集スキルが不足していることを指摘している。また加藤ら（2012）は，現場の薬剤師は患者の症状に対してOTC医薬品を販売する際に，経験的に判断しているのが現状と指摘している。このような薬剤師による情報収集のスキル不足の解決策として薬学部で

のカリキュラム変更や現場の薬剤師に対する卒後教育が行われてはいるが（鈴木・亀井・木内，2015），医療需要増大が急速に進むと考えられる我が国の現状を考えると，卒後教育として系統的に患者情報収集のスキルを学ぶ機会の充実と，さらには現場においてもOn the job trainingで薬剤師を支援する工夫が必要と考えられる。

8．薬剤師による患者情報収集のスキル不足の背景

上記のように，薬剤師による患者情報収集の必要性が叫ばれているものの，情報収集のスキル不足が指摘される理由の一つに従来の薬学部での教育カリキュラムがある。薬学部は2006年度より４年制から６年制となり，実務実習体制の充実など，薬剤師を育成することに力を入れ始めたが，従来の４年制薬学部では，教育の中心が「研究」であった（今西，2015）。現在，４年制薬学部を卒業した薬剤師が薬局薬剤師として多数働いているが，この時代の薬学部のカリキュラムには臨床に対する教育が少なく，薬剤師の多くは患者情報の収集，臨床推論といった分野を系統的に学習する機会に乏しかった。６年制薬学部になった現在，臨床分野の学習の拡充がされつつあり，新コアカリキュラムにはチーム医療や患者情報の収集といった分野が含まれるようになった。しかしこの教育は始まったばかりで，大学により差があることや，卒後教育ではないため，現在薬剤師として働いている者にとってこの分野の研修を受ける機会は十分とは言えない。

9．薬剤師向けの臨床推論勉強会の開催

薬剤師が患者から情報収集をより質の高いものにし，収集した情報から判断をするには，症状を訴えられた時の情報収集から判断に至るまでのプロセスをどのように行うかのトレーニングをすることも有効であると考えられる。本稿ではその取り組みの一つとして我々の行ってきた薬剤師向けの臨床推論の講義の取り組みを紹介する。

10．臨床推論の講義について

「スキルミックスプログラム」の中の一つである臨床推論の講義ではまず，薬剤師に臨床推論が必要な背景の説明の後，実際の症例をビデオで見る。受講者はその症例について，個人ワーク，グループワークを通じて，どんな疾患が考えられるか，自分ならどのような対応をするかを考える。そして，各ワークの後に，赤（すぐに受診），黄（数日中に受診），青（現時点で受診は必要ない）の色札で判定をする。その後，解説という構成である。解説の講義では，各症状の確認事項のポイントや，どんな情報があった時はすぐに受診勧奨か，どんな情報があればひとまずOTC医薬品で様子を見てよいのか，確認のポイントを紹介している。これまで薬剤師向けの臨床推論の講義で，症状ごとの一般的な判断基準を示したものは少なかった。このため薬剤師のみではなく，総合診療医と徹底的に議論を重ねながら，薬剤師に求められる症状対応のスキルを確実に

修得できる教育プログラムの開発を行った。総合診療医と連携したのは，薬剤師のみでプログラムを作成すると，内容が既存の薬剤師業務の範囲に留まったものになってしまう可能性があるが，医師であり，日常的に幅広い症候に対応するエキスパートである総合診療医の協力の下で開発することが，これからの地域医療で期待される新たな役割を担う薬剤師を養成するには最も効果的と考えたためである。実際の作業に当たっては，外来診療における医師の思考回路をできる限り可視化し，セルフメディケーションの推進や適切な受診勧奨のために，患者のどのような情報を集め，どのように判断すべきかを学ぶことができる内容とすることを心がけた。医療へのアクセス等，患者の状況に応じて判断が変わることはあるが，一定の判断基準を示すことで，講習を受講した薬剤師が明日から使えるプログラムとなるよう工夫をした。

11. 教育プログラムの効果

筆者はこの研修会を，現在までに述べ1,000人程度の薬剤師に向けて行ってきた。受講した薬剤師からは，「今までは頭痛と言われたら，すぐにどんな頭痛薬が適切か？ と考えがちだったが，危険な頭痛の確認方法を知って，まず薬を売ってよいかの判断をしなくてはと，当たり前のことをちゃんと考えるようになった」などの感想があったほか，「臨床推論の考え方が現場で役立ったと感じる」，「OTC医薬品を販売する際に，そもそも薬局で対応してよい患者かどうか，以前よりも系統的に考えるようになった」，「服薬指導時に患者から情報収集する時に，以前よりも臨床推論の考え方を使うようになった」との感想があった。

研修受講後の受講者の変化について，佐藤ら（2018）は，教育プログラムの受講前後の受講者自身の臨床推論スキルやフィジカルアセスメントのスキルについて，受講後は，知識不足により受診を勧めるべきか迷ったものが有意に減少した（受講前25名〔69％〕），受講後13名〔36％〕），p＝0.002）と報告しており，この教育プログラムが薬剤師の臨床推論能力の向上に役立ち，来局者に対する対応に自信がついた可能性が示唆されている。

12. 薬剤師による患者情報収集を補助するもの

以上のように，地域の薬剤師が患者の情報を的確に網羅的に収集する教育プログラムを実施してきた。しかし，現場でこの知識をより活用するためには，教育プログラムだけでなく，薬剤師による患者情報収集を補助するツールがあればより効果的である。アメリカの研究では，看護師が患者からの薬歴情報の収集スキルを補うために，薬剤師と看護師が共同開発した薬歴聴取ツールを使用することで，薬歴情報を収集する際の情報収集漏れが減ったと報告している（Henneman *et al.*, 2014）。

また，我が国においても，薬剤師がOTC医薬品の接客販売時に患者情報収集のため，併用薬や副作用歴などのチェックリストを使用することで，顧客に確認すべきことを漏らさずチェックできる可能性があると述べられている（Yamauchi *et al.*, 2014）。しかし，この研究で患者情報の収集に用いられたチェックリストは，併用薬や副作用歴など薬に関する項目に重点を置いたチェックリストであり，臨床推論の観点からOTC医薬品を販売してよいかの判断材料と成り得る患者の症状・病歴に関する情報収集に着目したものではなかった。

そこで我々は，薬剤師による患者情報の収集を補助するツールの開発を行った。開発に際しては，薬剤師が地域の薬局で使用でき，かつ，薬剤師と医師が共有する情報として価値のある情報収集をできるよう，薬剤師と総合診療医が協議を重ねて作成をした。

13. 患者情報の収集を補助するツール（問診票）の開発

我々が開発した患者情報収集を補助するツールは，臨床経験の少ない薬剤師でも，網羅的な情報収集ができることを目的とした。収集した情報からOTC医薬品を販売してよいかを判断するスキルについては，先に述べた臨床推論の研修の範疇とし，ツールではまず，判断材料と成り得る質の高い情報を収集できるようことを目指している。始めに，日常よく見られる症状（発熱，寒気，倦怠感，咽頭痛，咳鼻汁，頭痛，呼吸困難，動悸，胸痛，しびれ，腹痛，嘔気，食欲不振，体重減少，下痢，便秘，めまい，不眠，物忘れ，腰背部痛，関節痛，しこり，むくみ）を問診票のような形式でリストアップした。ツールはこれらの各症状について，疾患を絞り込むために必要な質問と選択肢で構成されている（図３）。

質問と選択肢については，症候論の書籍を参考にしつつ，医師の日常診療での思考回路を取り入れながら，薬剤師と医師が協議のうえ決定した。このツールで収集した病歴情報は，薬剤師が薬局で活用することに留まらず，地域の医師と共有することを目指しているため，開発には薬局勤務経験のある複数の薬剤師と，臨床に携わる複数の家庭医療専門医が携わった。

選択肢の表現についても聞き取りたい情報が的確に収集できるよう工夫した。例えば，「胸痛」の訴えの場合，痛みの性状が「ビリっと電気が走るような痛み」なのか，「締め付けられるような痛み」なのかでは鑑別疾患が異なってくる。これはトレーニングを重ねた医療者であれば，このポイントを押さえて質問するということが分かるが，患者情報の収集に慣れていないものでは，「ただ胸が痛い」というような疾患の鑑別にはあまり役立たない情報収集と成り得る。そこで，問診票を使うことでどのようなポイントで聞けばよいかということが明確になるように，選択肢の表現についても総合診療医と薬剤師がともに協議を重ねて作り上げた。

実際にこのツールを使用して収集した病歴聴取の妥当性と医師の診察時間に与える影響を検証した研究では，診療所において外来患者を対象に，薬剤師が医師の診察前に病歴収集補助ツール（問診票）を使用して待合室にて病歴を聴取し，その情報を薬剤師が医師へ伝えてから診察した群と，通常通りの診察をした群と比べて，診察時間は１診察あたり約３分短くなった

動悸K04	1	いつからか？		時間前	日前	週前	月前　年前	他の症状と同じ
	2	どんな動悸ですか？複数選択可「性状は」	脈が速くなる	脈が乱れる	鼓動を強く感じる			
	3	「症状は」持続しているか？	持続	反復	よくわからない			
	4	「1回の持続時間は」？	数秒	数分	数時間	数日	数週	
	5	「頻度は」？	数時間に1回	数日に1回	数週に1回	数か月に1回	数年に1回	1回のみ
	6	「体動時と安静時で変化は」あるか？	どちらも同じ	体動時に強い	安静時に強い	特に決まっていない	よくわからない	
	7	動悸を感じているとき、以下の症状はあるか？あり、なしで回答「随伴症状」	たちくらみ	冷汗	ふらつき	ほてり	手足の冷え	特にない
胸痛A11	1	いつからか？		時間前	日前	週前	月前　・　年前	他の症状と同じ
	2	痛みの「強さ」は？	ごく軽度	我慢できる程度	ややつらい	かなりつらい	耐えられない	
	3	痛みの「性状は」？	鋭い、刺すような痛み	締め付けられるような痛み	何となく重いような痛み	ぴりっと電気が走るような	それ以外	
	4	痛みの「範囲は」どの程度か？	指でさせる位の範囲	手のひら位の範囲				
	5	痛みの「場所は」？	部位の図					
	6	「胸痛は」ずっと続いているか？	持続	反復	よくわからない			
	7	「1回の持続時間は」？	数秒	数分	数時間	数日	それ以外	不問
	8	胸痛は、どれくらいに1回あるか「頻度」	数時間に1回	数日に1回	数週に1回	数か月に1回	数年に1回	不問
	9	「一番つらくなるまで」どれくらいかかったか？	1分以内	数分以内	数十分以内	24時間以内	1日以上かけて	わからない
	10	胸痛が始まった時と今を比べてどうか？	増悪傾向	改善傾向	あまり変わらない	よくわからない		
	11	「体動で」胸痛が悪化するか？	悪化する	変わらない	よくわからない			
	12	「咳や深呼吸をすると」胸痛は悪化するか？	悪化する	変わらない	よくわからない			
	13	このような胸痛を経験するのは初めてか？	初めて	以前にもある				
	14	「一番最初に同じ胸痛を経験したのは」いつか		時間前	日前	週前	月前　・　年前	他の症状と同じ
	15	「胸やけは」あるか？	ある	ない	よくわからない			
しびれN06	1	いつからか？		時間前	日前	週前	月前　・　年前	他の症状と同じ
	2	しびれの「強さは」？	ごく軽度	我慢できる程度	ややつらい	かなりつらい	耐えられない	
	3	どんな痺れか？（複数選択可）「性状は」	ジンジン、ピリピリする	触るといつもとは異なる感じがする	感覚低下あるいは消失している	うまく力が入らない		
	1	しびれの「場所は」？	部位の図					
	2	一番「症状が強くなるまでに」どれくらいかかったか？	1分以内	数時間以内	24時間以内	1日以上かけて	よくわからない	
	3	痺れが「始まった時と今を比べて」どうか？	増悪傾向	改善傾向	変わらない	よくわからない		
	4	「痺れは」ずっと続いているか？	持続	反復	よくわからない			
	5	「このような痺れは」初めてか？	はじめて	以前にもある	→いつ？どこ？			
	6	「1回の持続時間」は？	数秒	数分	数時間	数日	数週	その他（　）
	7	「今回の痺れは」どれくらいに一回あるか？	数時間に1回	数日に1回	数週に1回	数か月に1回	数年に1回	不問
	8	「一番最初に同じ痺れを経験したのは」いつか？		時間前	日前	週前	月前　・　年前	他の症状と同じ
	9	「特に「痺れが強い時間帯は」あるか？	特に関係ない	朝の方が強い	夜の方が強い	よくわからない		
	10	次の症状はあるか？ありなしで回答「随伴症状」	脱力	発疹	ない			

※筆者作成

症状ごとに，鑑別疾患を絞るうえで必要な質問と，選択肢で構成されている。質問内容は，医師が外来初診時に患者に聞く項目などを参考に総合診療医と薬剤師が協働作成した。

図３　症候論のアルゴリズムに基づく質問と
選択肢で構成された問診票（一部抜粋）

(Matsushita, 2017)。これは医師が10名診察をすれば単純計算で診察時間を30分短縮できる計算になり，薬剤師がツールを用いて病歴聴取を行うことが医師の業務削減や，患者の待ち時間短縮につながる可能性を示唆している。

この研究はツールを診療所で使用したものであるが，今後このようなツールを薬局で使用することにより，薬剤師が薬局やドラッグストアの店頭で地域の住民に症状について相談された時に，網羅的な情報収集をする一助となる可能性が考えられる。例えば，薬局で地域のお客様から腰痛を訴えられた時に，網羅的な情報収集をして，臨床推論の考え方を適応した結果，OTC医薬品で対応可能との的確な判断を薬剤師がすることができれば，不要な受診を減らすことができる。また，受診が必要と判断した際にも，薬局で患者から収集した病歴情報を添えて地域の医師に受診勧奨すれば，医師も患者からの情報収集に割く時間を削減し，その時間をさらなる患者ケアに活かすことができる。

現在，薬局の薬剤師には，処方箋に基づく調剤をし，服薬指導をした際にも，必要に応じて患者の情報等を医療機関に情報提供することが求められている。この際に患者の体調変化等も報告することが求められており，この場面でもツールの活用ができるかもしれない。また，現段階ではこのツールは紙に質問や選択肢を印刷した問診票のような形式となっているが，現在アプリケーションとしての開発を進めており，タブレットのような機器を活用して情報収集することも実用化されつつある(図4)。

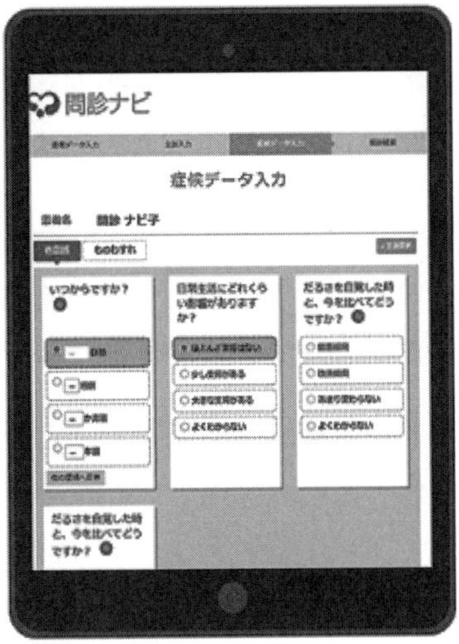

メトロネット社「問診ナビ」

図4　開発中のアプリケーション

14. 薬剤師が臨床推論を学ぶことの利点

薬剤師がこのような研修を繰り返すことにより，地域のお客様から症状を訴えられた時に，より確実に情報を集め判断できるようになり，薬剤師が地域包括ケアの中でプライマリ・ケアの担い手として活躍できる。このことがタスクシフティング／タスクシェアリングを有効活用するうえでも役立つと思われる。また，薬剤師が臨床推論の考え方を理解すること，有用なツールを活用することにより，網羅的な患者情報の収集ができるようになることで，その情報を添えて薬局から医師への患者の紹介ができるようになることも考えられる。このようにして薬剤師が地域住民を適切な医療へつなぐことができるようになり，地域の医療連携の一翼を担うことができるようになることが，今後の薬剤師に必須のスキルであると思われる。

15. 結語

今後も医療需要は増大すると見込まれており，このような状況の中で地域医療を維持していくには，従来の医薬の職域を越えた連携業務の一翼を薬剤師が担うことが必須であると考えられ，タスクシフティング／タスクシェアリングを有効活用するうえでも，薬剤師に新たな教育を受ける機会を拡充していくことが重要であると思われる。

参考文献

今西信幸（2015）「薬学6年制の現況と展望」『月間卸薬業』39（3）：14-21 ＜ http://www.jpwa.or.jp/jpwa/ pdf/kaihou_201503_04.pdf ＞ 2018年12月25日アクセス

加藤哲太（2012）「セルフメディケーション教育とOTC医薬品」『Pharmacia』48（11）1052-1056

厚生労働省（2015）「健康サポート薬局のあり方に関する検討会報告書」＜ https://www.nichiyaku.or.jp/assets/uploads/activities/20160719-1.pdf ＞ 2018年12月25日アクセス

厚生労働省（2017a）「新たな医療の在り方を踏まえた医師・看護等の働き方ビジョン検討会報告書」＜ https://www.mhlw.go.jp/file/05-Shingikai-10801000- Iseikyoku-Soumuka/0000161081.pdf ＞ 2018年12月25日アクセス

厚生労働省（2017b）「平成 27 年度国民医療費の概況」＜ http://www.mhlw.go.jp/toukei/saikin/hw/k-iryohi/15/index.html ＞ 2018 年 12 月 25 日アクセス

厚生労働省（2018）「新たな医療の在り方を踏まえた医師・看護師等の働き方ビジョン検討会 報告書」

佐藤卓也, 後藤亮平, 松下綾, 片岡義裕, 堤円香, 畔原篤, 前野哲博（2018）「薬局薬剤師に対する臨床推論教育の導入とその効果の検証」『医療薬学』44（10）：496- 502

首相官邸（2016）「 日本再興戦略」＜ http://www. kantei.go.jp/jp/singi/keizaisaisei/pdf/saikou_jpn.pdf ＞ 2018 年 12 月 25 日アクセス

新川結子, 甲斐かつ子, 河野優子, 福田広美, 江月優子, 宮内信治, 小野美喜, 藤内美保, 村嶋幸代（2014）「地域医療を担う病院に勤務する特定看護師の新たな実践に関する質的研究」『看護科学研究』12：44-52

鈴木千佳, 亀井大輔, 木内祐二（2015）「地域薬局における薬剤師のプライマリケア, 臨床判断に関する現状と研修会の評価の分析」『日本薬剤師会雑誌』67（4）：501-506

半谷眞七子, 柴田章代, 亀井浩行, 松葉和久, 浅井雅浩, 谷山正好（2007）「OTC 薬の必要性を選別するための薬剤師のコミュニケーションの分析」『医療薬学』33（8）：693-701

文部科学省（2015）「平成 27 年度医学部入学定員の各大学の増員計画について」＜ http://www.mext.go.jp/b_menu/houdou/26/10/1352932.htm ＞ 2018 年 12 月 25 日アクセス

Gilbert JH V, Yan J and Hoffman SJ（2010）“A WHO Report: Framework for Action on Interprofessional Education and Collaborative Practice,” *Journal of Allied Health*. 39（Suppl）：196-197

Henneman EA, Tessier EG, Nathanson BH and Plotkin K（2014）“An Evaluation of a Collaborative, Safety Focused, Nurse- pharmacist Intervention for Improving the Accuracy of the Medication History,”

Journal of Patient Safety. 10 (2) : 88-94

Karataş K and Duyan V (2008) "Difficulties that Elderly People Encounter and their Life Satisfaction," *Social Behavior and Personality*. 36 (8) : 1073-1084

Kelly DV, Bishop L, Young S, Hawboldt J, Phillips L and Keough TM (2013) "Pharmacist and Physician Views on Collaborative Practice: Findings from the Community Pharmaceutical Care Project,"*Canadian Pharmacist Journal*. 146 (4) : 218-226

Matsushita A, Haruta J, Tsutumi M, Sato T and Maeno T (2017) "Validity of Medical History Taken by Pharmacists Using a Medical History Taking Tool," *Journal of General and Family Medicine*. 18 (6) : 403-408

OECD (2014) OECD health Statistics (database). Practicing Physicians (doctors) -Health Key Tables from OECD 2014. < http://www.oecd.org/tokyo/statistics/#d.en.248016 > Accessed December 25, 2018.

Yamauchi M, Hasegawa Y, Kamei H and Hanya M (2014) "Pharmacists' Intervention Strategies to Promote the Appropriate Use of OTC Drugs," *Journal of Pharmaceutical Communication*. 12 (2) : 21-30

執筆者一覧

発刊にあたって

	江利川　毅	公益財団法人 医療科学研究所 理事長

論文

序　文	前野　哲博	筑波大学医学医療系 地域医療教育学 教授 筑波大学附属病院 副病院長 総合診療科長 日本プライマリ・ケア連合学会 副理事長
第１章	中川　貴史	北海道家庭医療学センター 常務理事 栄町ファミリークリニック 院長
第２章	本村　和久	沖縄県立中部病院 総合診療科 部長
第３章	大島　民旗	公益財団法人 淀川勤労者厚生協会附属西淀病院 病院長 大阪家庭医療・総合診療センター長
第４章	葛西　龍樹	福島県立医科大学医学部 地域・家庭医療学講座 主任教授
	菅家　智史	福島県立医科大学医学部 地域・家庭医療学講座 講師
	北村　俊晴	福島県立医科大学医学部 地域・家庭医療学講座 助手
	中村　光輝	福島県立医科大学医学部 地域・家庭医療学講座 助手
	森　冬人	只見町国民健康保険朝日診療所 医師
	若山　隆	只見町国民健康保険朝日診療所 所長

第５章　松下　　明　社会医療法人清風会 岡山家庭医療センター 奈義・津山・湯郷ファミリークリニック 所長
岡山大学医学部医学科 臨床教授
日本プライマリ・ケア連合学会 理事

第６章　横谷　省治　筑波大学医学医療系 寄附講座地域総合診療医学 教授
北茨城市民病院附属家庭医療センター

第７章　洪　　英在　三重県立一志病院 家庭医療科

第８章　井階　友貴　福井大学医学部 地域プライマリケア講座 教授

第９章　松下　　綾　ウエルシア薬局株式会社 薬剤師教育部

（肩書きは執筆当時）

〈監修〉 公益財団法人 医療科学研究所

1990年，エーザイ株式会社が創業50周年を記念して本研究所を設立した。設立の趣意として次のようなことが書かれている。

「本来，生命の尊厳にかかわる医療には経済性に左右されない最高の価値が認められるべきである。しかしながら，医療資源は有限であり，その制約の中で実際の医療が行われる以上，経済的効率の尺度が導入されざるをえない。これから将来に向かって医療と経済の調和，需給の長期的安定を目指して，広く社会の英知を結集し，社会の合意として新しい時代の回答を出してゆくべきと考える。『医療科学研究所』はこの社会の英知を表明する場としての役割を果たそうとするものである」（http://www.iken.org）

〈本文初出〉

「医療と社会」Vol.29 No.1(2019) 医療科学研究所

地域医療の未来

地域包括ケアシステムと総合診療医の役割

令和2年2月18日　第1刷発行

監　修　公益財団法人 医療科学研究所

発行者　東島　俊一

発行所　株式会社 法研

〒104-8104　東京都中央区銀座1-10-1

電話　03(3562)3611（代表）

http://www.sociohealth.co.jp

印刷製本 研友社印刷株式会社

0102

SOCIO HEALTH

小社は(株)法研を核に「SOCIO HEALTH GROUP」を構成し、相互のネットワークにより、“社会保障及び健康に関する情報の社会的価値創造”を事業領域としています。その一環としての小社の出版事業にご注目ください。

ISBN978-4-86513-729-3　定価はカバーに表示してあります。

乱丁本・落丁本は小社出版事業課あてにお送りください。

送料小社負担にてお取り替えいたします。